SIGRID ENGELBRECHT

Heiße Jahre

Voller Energie
durch die Wechseljahre

Inhalt

Vorwort 4

Heiße Jahre
Wahrnehmung und Wirklichkeit

Wechseljahre sind Chancenjahre ... 7
   Auf zu neuen Ufern 7
Heiße Zeiten für eine heiße
Generation 10
   Neue Verhältnisse im Hormon-
   haushalt 11
Was ändert sich? 12
   FAQ – häufig gestellte Fragen
   zu den Wechseljahren 13
   Wechseljahrsbeschwerden
   und körperliche Veränderungen 17
Zwischen Jugendkult, Anti-Aging
und Resignation 21
   Hormonelle Heilsversprechen ... 22
   Hormonpillen sind keine
   Smarties 24
Was Ihr Erleben der Wechseljahre
beeinflusst 26
   Wechseljahrsbeschwerden
   natürlich lindern von A bis Z 30

Wo stehe ich?
Und weiß ich, wo ich hin will?

Was war und was ist 45
Im Heute ankommen 47
   Neue Wege finden 48
   Sie können nichts nachholen ... 49
Persönliche Standortbestimmung   51
   Vom Gestern ins Heute 54
Definieren Sie Ihre Wünsche,
Träume und Ziele neu! 58
   Nach eigenen Werten leben 58
   Klare Ziele durch das
   SMART-Prinzip 59

Die Macht
der inneren Haltung

Gedanken, Gefühle und
das Immunsystem 63
   Wie das Denken auf den
   Körper wirkt 63
   Immunsystem und Neuropeptide 64

Die Kraft Ihrer Vorstellung 67
Wie wirklich ist die Wirklichkeit? ... 69
　»Ich bin der tiefen Überzeugung,
　dass…« 69
　Wie reden Sie eigentlich mit sich
　selbst? 73
　Veränderung beginnt im Kopf... 75
Wen schätzen und respektieren Sie?
Und warum? 76
Was wirklich alt macht 79
Ent-bittern heißt Energie freisetzen 83
　Kränkungen loslassen 83
　Ent-bitterungs-Fahrplan 84
Resilienz entwickeln 90
Hallo Glückshormone! – Die Lebens-
freude willkommen heißen 93
　Tipps für Resilienz und
　Wohlbefinden 94
　Lachen macht vieles leichter 95
　Glück und gute Laune im Alltag ... 97

Sich ganzheitlich wohl fühlen

Wie beeinflussen Körper, Geist und
Seele sich wechselseitig? 103
　Botschaften des Körpers 104
　Die eigene Schönheit neu
　entdecken 104
Power für Ihr Kraftwerk 107
Das richtige Essen hält rundum fit 110
Bewegung: Das richtige Maß
finden 115

Die Kunst der Entspannung 118
»Gehirnkunde« für
Einsteigerinnen 122
　Die Denkmuskeln trainieren ... 124
　Denktipps für Hirnfitness 126
Basics für ein kreatives Leben ... 131
　Der kreative Prozess 132
　Vertrauen in die eigenen
　Fähigkeiten 134
　Eckdaten für Kreativität 136

Gute Beziehungen

Was wir brauchen 139
Liebe, Nähe und Sexualität 140
　Kleine »Zutatenliste« für
　Paarbeziehungen 140
　Sex ist immer ein Thema 144
　Ja, schön: Und was mache ich
　als Single-Frau? 145
Alte Freundschaft – neue
Freundschaft 147
　Neue Freunde finden 150
Soziales Engagement 156

Zum Nachschlagen

Bücher und Links,
die weiterhelfen 158
Register 159
Impressum 160

Vorwort

Liebe Leserin,

vielleicht sind Sie schon mitten drin in Ihren »HEISSEN JAHREN«, vielleicht klopfen sie auch erst sachte an. Die Wechseljahre sind eine Umbruchphase, in der sich auf mehreren Ebenen einiges tut. Ihr Körper verändert sich, die Hormone scheinen verrückt zu spielen und versetzen Sie ohne Vorwarnung in Wallung – Energie kommt, Energie geht. Dies hat auch Auswirkungen auf Ihre Psyche: Es gilt Abschied zu nehmen von der Phase der körperlichen Fruchtbarkeit und einen Blick auf all das zu werfen, was Sie bisher gelebt und verwirklicht haben. Manches stimmt vielleicht traurig, anderes spornt Sie zu NEUEN TATEN an. Gerade die Wechseljahre als sichtbarer Ausdruck von Veränderung sind eine Herausforderung, starke eigene Prioritäten für die zweite Lebenshälfte zu setzen. Möglicherweise waren Sie lange Zeit ständig irgendwo und irgendwie von irgendwem gefordert und haben IHRE EIGENEN TRÄUME aus den Augen verloren. Das kann sich mit den Wechseljahren ändern: Nutzen Sie diese Zeit des Umbruchs für sich selbst! Verleihen Sie dem Ausdruck, was Sie tief in Ihrem Inneren beschäftigt und bewegt.

Sie wissen noch nicht, wohin Ihre Reise gehen soll? Sie können es aber nach und nach herausfinden. Dieses Buch wird Sie dabei unterstützen, die Wechseljahre für sich selbst erfreulich zu gestalten. Es bietet Ihnen eine Fülle von Infos und Anregungen zu einem tieferen Selbstverständnis und hilft Ihnen so, wechseljahrstypische Beschwerden zu bewältigen, sich neue Ziele zu setzen. So finden Sie zu mehr HUMOR, Wohlgefühl und Lebenszufriedenheit im Alltag.

Sigrid Engelbrecht

Heiße Jahre:
Wahrnehmung
und Wirklichkeit

→ Die Wechseljahre der Frau waren lange Zeit ein Tabuthema: Früher wurde diese Phase im Leben einer Frau meist verschwiegen oder ignoriert, später wertete die Medizin diesen wichtigen Übergang zu einer Krankheit ab, die es mit Hormonen zu lindern oder zu beheben galt. Mit der Frauenbewegung in den 1980er Jahren setzte ein Wandel in der Betrachtungsweise der »heißen Jahre« ein: Die Frauen begannen den Wechsel wörtlich zu nehmen.

Wechseljahre sind
Chancenjahre

Die Wechseljahre sind ein natürlicher körperlicher Prozess im Leben einer Frau – und zugleich ein Umbruch, bei dem sie alte Lebensstrukturen hinter sich lässt. Sie erhält in dieser Phase die Chance zur persönlichen WEITERENTWICKLUNG und kann sie dazu nutzen, sich auf der Basis des Vergangenen noch einmal neu zu entdecken, kennen zu lernen und zu definieren. Nehmen Frauen die Herausforderungen zur Veränderung an, die ihnen die Wechseljahre bieten, führt dies zu innerem Wachstum, mehr Energie und neuen Zielen.

Auf zu neuen Ufern

Die Frauenbewegung hat das Frauenbild in unserer Gesellschaft in den letzten Jahrzehnten entscheidend verändert. Dass Frauen berufstätig sind, ist heute weitgehend selbstverständlich. Viele Frauen, vor allem in Großstädten, leben in neuen BEZIEHUNGSSTRUKTUREN, allein oder allein mit Kindern. Doch die modernen Rollen, die Frauen gefunden haben, führten nicht automatisch dazu, dass alte wegfielen. Im Gegenteil. Eigentlich stiegen die Anforderungen an Frauen und die Anzahl ihrer Lebensrollen in allen Bereichen. Attraktivität und Sexappeal besitzen genauso viel Gewicht wie Karriere im Beruf, die Koch- und Haushaltskünste und das gleichzeitige Kollegin-, Freundin-, Partnerin-, Mutter- und Tochter-Sein. Die Mehrheit der Frauen sieht sich dadurch in den Jahren zwischen 20 und 50 einer Doppelt-, Dreifach- oder Vierfachbelastung gegenüber. Mit zunehmendem Alter beginnen

Frauen sich zu fragen: »Werde ich gelebt oder lebe ich tatsächlich so, wie ich leben will?« Sie wollen ergründen, was denn das »Eigentliche« in ihrem Leben ausmacht.

In der Lebensmitte werden für die meisten Frauen konkrete Ergebnisse des eingeschlagenen Lebensweges sichtbar. Sie »ernten« jetzt vieles, was sie Jahrzehnte zuvor »gesät« haben. Sie haben eine ganz individuelle Lebensanschauung und Lebensweise entwickelt, verschiedene Kompetenzen im Laufe ihres Lebens erworben und ein NETZWERK an persönlichen Kontakten aufgebaut. Stand bisher die Frage im Vordergrund, was sie im Leben erreichen wollen und welche Partnerschafts- und Karriere-Ziele für sie wichtig sind, so fragen sie sich nun weitaus grundsätzlicher: »Was macht mich aus? Wer bin ich geworden? Wie bin ich geworden? Worauf kommt es mir genau an? Wie geht es mir so an einem ganz durchschnittlichen Tag? Lebe ich das, was mir wichtig ist – oder lebe ich gegen meine inneren Werte und Überzeugungen? Bin ich zufrieden mit dem, was ich erreicht habe oder habe ich den Eindruck, am ›Eigentlichen‹ vorbei gelebt zu haben?« Dabei ist dieses »Eigentliche« oft nur als diffuses Empfinden fühlbar. Diesem »Eigentlichen« auf die Spur zu kommen, darum geht es für Frauen in der neuen Lebensphase.

In die Zeit der Wechseljahre fallen oft auch eine Reihe BEDEUTSAMER VERÄNDERUNGEN, die nur selten aus einem tiefen inneren Wandlungsbedürfnis heraus entstehen. Oft werden veränderte Anforderungen von außen an uns herangetragen und verlangen von uns neue Vorgehensweisen. Die Neuorientierung erfordert Mut und Energie.

》》 Nicht die Jahre in unserem Leben zählen, sondern das Leben in unseren Jahren. 《《

[Adlai E. Stevenson]

»Midlife Crisis« und »Empty-Nest-Syndrom«

Fast jeder Mensch macht in seinem Leben Krisenzeiten durch, aber es lässt sich nicht vorhersagen, wann. Dass die Lebensmitte ein typischer Zeitpunkt für eine Lebenskrise ist, für die so genannte Midlife Crisis, scheint sich nach einer Studie der Gerontologinnen Ursula Lehr und Jutta Zerner von 1979 nicht zu bestätigen. Krisen treten eher immer dann auf, wenn ungewohnte Ereignisse dazu zwingen, das eigene Leben zu ändern, aber die Bereitschaft dazu (noch) fehlt.

Eher untypisch scheint auch das so genannte »Empty-Nest-Syndrom« zu sein, unter dem speziell Frauen in der Lebensmitte angeblich leiden: Demnach versinken sie in Trauer, wenn ihre erwachsen gewordenen Kinder flügge werden. Im Rahmen von drei Langzeitstudien wurde jedoch festgestellt, dass sich viele Mütter erleichtert und wohler fühlten, nachdem ihre Kinder das Haus verlassen hatten. Für die meisten Paare, die beieinander bleiben, ist das leere Nest ein GLÜCKLICHES NEST – ein Ort, an dem die Partnerschaft wieder im Vordergrund steht.

Blickwechsel

Ab der Lebensmitte nehmen allerdings die Gedanken an die Endlichkeit der eigenen Existenz zu. Die Träume, Wünsche und Sehnsüchte, die Sie bisher mit »Irgendwann einmal werde ich …« weit in die Zukunft verschoben haben, rücken stärker in den Mittelpunkt. Immer öfter taucht jetzt wie von selbst die Frage auf »Wann ist eigentlich ›irgendwann‹? Kommt das noch – oder habe ich es verpasst?« Sie beginnen Überlegungen anzustellen, welche Dinge denn wirklich wichtig sind für ein gesundes und glückliches Leben. Sie setzen Prioritäten nicht mehr nur für die nächsten Jahre, sondern machen sich Gedanken, wie Ihr Leben langfristig aussehen könnte.

Heiße Zeiten
für eine heiße Generation

Frauen in den Wechseljahren sind heute die größte Bevölkerungsgruppe in Deutschland, wie aus einer Grafik des Statistischen Bundesamtes hervorgeht. Diese Frauengeneration, Teil der geburtenstarken Jahrgänge zwischen 1946 und 1964, hat in den 1980ern FÜR DAS SELBSTBESTIMMUNGSRECHT GEKÄMPFT, viele dieser Frauen waren aktiv in sozialen Bewegungen, setzten sich für Frieden, eine gesunde Umwelt und Chancengleichheit ein. Eine selbstbewusste und auch kritische Generation, die nicht einfach hinnimmt, was ihr angeboten wird. Die immer Fragen hat – und oft auch gute Antworten. Und: die noch viel vorhat.

Dank der gestiegenen Lebenserwartung liegt für Frauen die Lebensmitte heute etwa zwischen 40 und 50 Jahren, also in der Zeit der Wechseljahre. Sie leben heute etwa drei bis vier Lebensjahrzehnte fast völlig ohne körpereigene Produktion von Sexualhormonen – ohne dass sie dadurch jedoch aufhören Frau zu sein! Der Zuwachs an Jahren ist eine Herausforderung, die Frauen auch viele neue Chancen eröffnet. Die Wechseljahre sind alles andere als ein Schlusspunkt, sie sind ein Tor zu neuen Lebenserfahrungen.

Erfahrungsbericht

Anne-Kathrin wundert sich

Anne-Kathrin ist 45 und arbeitet seit 15 Jahren am Empfang in einer großen PR-Agentur. Ihr Job hat ihr immer Spaß gemacht, und sie versteht es gut, Beruf und Familie unter einen Hut zu bringen. Anne-Kathrin gilt als tatkräftig und kontaktfreudig. In den letzten Wochen jedoch spürt sie, dass mancher Agenturkunde sie einfach nervt und sie sich anstrengen muss, freundlich zu bleiben. Auch zu Hause ist sie zunehmend ungeduldig mit ihrem Mann und ihrem 16-jährigen Sohn. »Wieso soll immer ich für den Dreck erwachsener Menschen zuständig sein? Habe ich eigentlich die ganze Zeit so viel hinter Tom und Marco hergeräumt?« fragt sie sich. Sie rätselt, woher ihre plötzliche Unzufriedenheit kommt und warum sie immer öfter das Gefühl hat, einfach aus der Haut fahren zu wollen. Ihre Freundin Irene sagt, dies seien ganz typische Anzeichen für die Wechseljahre. »Wechseljahre? Aber ich bin doch erst 45! Und außerdem: Mein Zyklus ist ganz normal.« Was so nicht ganz stimmt. Zweimal im laufenden Jahr hatte sie über sechs Wochen auf die Blutung warten müssen. Einmal sogar zwei Monate. Wechseljahre! Heißt das nicht Unfruchtbarkeit, alt werden, Falten bekommen und dann hier ein Zipperlein, da ein Zipperlein…? Irene lacht, als sie Anne-Kathrins entsetztes Gesicht sieht. »Wechseljahre sind doch keine Krankheit!«

Neue Verhältnisse im Hormonhaushalt

Mit der Reise durch die Wechseljahre geht eine Frau durch eine Phase, in der ihr Hormonhaushalt sich verändert: Zunächst sinkt der Gestagenspiegel, später verringern sich auch die Östrogen- und Progesteronherstellung. Der Eisprung wird seltener, bis er schließlich ganz ausbleibt. Die monatlichen Regelblutungen enden und damit die Jahre der Fruchtbarkeit und Mutterschaft. Durch das Zurückfahren der weiblichen Hormone kommen die männlichen Hormone, die der weibliche Körper ebenfalls produziert, mehr zum Tragen. Das beeinflusst den Körper einer Frau wie auch ihr Fühlen und Denken und kann sich auch auf ihre Stimmungen und ihre Libido auswirken. Sei es, dass sie sich als reizbarer und aggressiver erlebt als gewohnt oder dass sie Durchsetzungsfreude entwickelt, wo sie bisher eher auf Konsens und Harmonie bedacht war.

Was ändert sich?

Mit ihrem 40. Geburtstag hat jede Frau etwa 330 Eisprünge erlebt. In den nächsten Jahren verändert sich die Hormonproduktion in den Eierstöcken. Dadurch kommt das komplexe, im Regelfall optimal abgestimmte System der Hormonausschüttung vorübergehend durcheinander. Im Hypothalamus, einem Teil des Zwischenhirns, löst der starke Abfall von Östrogen Reaktionen aus, die Einfluss auf wichtige Körperfunktionen haben wie zum Beispiel auf Wärmeregulation, Stoffwechsel, Blutdruck, Atmung und den Schlaf-Wach-Rhythmus. Die Hormonumstellung geschieht nicht kontinuierlich, sondern schubweise. In dieser Phase geht es geht immer rauf und runter, rauf und runter – es ist eine WAHRE ACHTERBAHNFAHRT.

Zwischen dem 55. und 65. Lebensjahr kehren wieder ruhigere Zeiten ein. Die Östrogenproduktion stabilisiert sich auf einem wesentlich niedrigeren Niveau als bisher. Im Verhältnis dazu fällt nun das Testosteron eher ins Gewicht. Diesem Phänomen wird es zugeschrieben, wenn eine Frau sich reizbarer und angriffslustiger verhält, als sie es vorher getan hat. Da ist schnell von »Vermännlichung« die Rede, vor allem dann, wenn noch dazu zwischen Oberlippe und Naseneingang ein paar Haare sprießen.

Erfahrungsbericht

Anna erlebt die Wechseljahre anders als Brigitte

Anna, eine 56-jährige Lehrerin, erlebte die Wechseljahren als sehr belastend: »Was habe ich geschwitzt! Ständig. Nachts konnte ich deshalb oft kaum schlafen«, erzählt sie, »und dieses Kribbeln in Armen und Beinen kam noch dazu! Das kann einen regelrecht verrückt machen.« Völlig anders beschreibt ihre gleichaltrige Kollegin Brigitte ihre Erfahrung mit dem Klimakterium: »Manchmal fühlte ich mich ziemlich erschöpft, besonders nach einem anstrengenden Schultag. Aber erst als meine Regel unregelmäßiger wurde und schließlich ausblieb, dämmerte mir, dass das nun wohl die Wechseljahre sein könnten.«

FAQ

Häufig gestellte Fragen zu den Wechseljahren:

»Wechseljahre, Klimakterium, Menopause – ist das alles dasselbe?«
Nein. Die Begriffe Wechseljahre und Klimakterium bezeichnen beide den Übergang zwischen der Phase körperlicher Fruchtbarkeit und der Zeit, in der keine Fortpflanzung mehr möglich ist. Wenn die letzte Blutung zwölf Monate zurückliegt, wird diese letzte Menstruation als Menopause bezeichnet. Perimenopause nennt man die zwei bis drei Jahre vor und nach der Menopause, in der sich die hormonellen Schwankungen am stärksten bemerkbar machen. Als Postmenopause werden die Jahre ohne Monatsblutung danach bezeichnet, wenn sich die Hormonspiegel auf ein niedriges Niveau eingependelt haben.

»Wenn ich in die Wechseljahre komme, habe ich dann nicht einen ganzen Haufen körperlicher Beschwerden? Bin ich dann etwa jahrelang richtig krank?«
Das ist wenig wahrscheinlich. Unterschiedliche Studien zeigen, dass über ein Drittel der untersuchten Frauen diese Zeit als völlig beschwerdefrei erlebt und etwa 40 Prozent zwar Beschwerden spüren, diese aber als eher mild einstufen. Etwa 20 Prozent schildern deutliche körperliche und psychische Beeinträchtigungen. Nur bei sehr wenigen Frauen sind negative Begleiterscheinungen so stark ausgeprägt, dass sie auch teilweise arbeitsunfähig sind. Beschwerdefreiheit allein macht aber eher selten zufrieden und glücklich. Vielmehr trägt das Zusammenspiel vieler verschiedener Faktoren zum

FAQ

persönlichen Wohlbefinden bei. Dazu gehören: ein positives Selbstbild, eine Arbeit, die Spaß macht, eine erfüllte Sexualität und Partnerschaft, gute Kontakte zu Familienmitgliedern, Freundinnen, Kollegen und Nachbarn.

»**Männer kommen in die besten Jahre, Frauen ins Klimakterium? Sind die Wechseljahre nur bei Frauen ein Thema?**«
Nein, keineswegs. Untersuchungen aus den 1990er Jahren zeigen, dass es gerechtfertigt ist, auch von männlichen Wechseljahren zu sprechen. Eine 2002 von der Forscherin Anna-Clara Spetz (Universität Linköping, Schweden) durchgeführte Studie belegt, dass auch viele Männer die Veränderungen ihres Hormonhaushaltes in der Lebensmitte wahrnehmen. Die Produktion männlicher Geschlechtshormone nimmt in dieser Zeit ab – wenngleich dies deutlich langsamer geschieht als das Absinken der weiblichen Hormonspiegel und es dabei eine viel größere Spannbreite an individuellen Unterschieden gibt.

»**Kann ich in den Wechseljahren noch schwanger werden?**«
Das ist nicht auszuschließen. Erst wenn Sie mindestens ein Jahr lang keine Blutung mehr hatten, ist die Wahrscheinlichkeit einer Schwangerschaft als sehr gering einzuschätzen. Absolute Klarheit, ob Sie nicht mehr verhüten müssen, bringt ein Bluttest, den Ihr Frauenarzt oder Ihre Frauenärztin für Sie durchführt.
Und übrigens: Hormonersatzpräparate, die Sie vielleicht zur Linderung von Wechseljahresbeschwerden einnehmen, verhüten im Unterschied zur Pille keine Schwangerschaft. Zur Verhütung sollten Sie schon ab dem 35. bis 40. Lebensjahr die Antibabypille nicht mehr verwenden, sondern lieber auf alternative Verhütungsmittel umsteigen. Grund: Das so genannte »Pillenöstrogen«, Ethinylöstradiol, ist mit einem deutlich erhöhten Thromboserisiko behaftet. Zusätzliche Faktoren wie Übergewicht oder Nikotin steigern dieses Risiko weiter.

»**Muss ich in den Wechseljahren Hormone einnehmen, um Osteoporose zu vermeiden?**«
Den Ergebnissen verschiedener internationaler Studien wie zum Beispiel der »Million Women Study« zufolge ist der Schutz vor Osteoporose durch die Einnahme von Hormonersatzpräparaten in den Wechseljahren eher gering einzuschätzen. Zudem müssten Frauen dann die Hormonersatzpräparate ihr ganzes weiteres Leben

lang einnehmen, was aber eine Reihe anderer Risiken mit sich bringen würde wie beispielsweise ein deutlich erhöhtes Brustkrebsrisiko. Studien haben zudem gezeigt, dass auch die Gefahr von Schlaganfällen, koronaren Herzerkrankungen, Thrombosen und Embolien bei mittel- und langfristiger Einnahme von Hormonersatzpräparaten steigt.

»Ich bin sehr früh in die Pubertät gekommen – komme ich dann auch früh in die Wechseljahre?«
Wann die Wechseljahre eintreten, hängt weder vom Alter des Eintritts in die Pubertät, noch von der Anzahl geborener Kinder ab, sondern ist vermutlich genetisch bedingt – das bedeutet: wie die Mutter, so die Tochter.
Statistisch gesehen hat sich der Zeitpunkt der letzten Blutung im Laufe des letzten Jahrhunderts um etwa vier Jahre nach hinten verschoben und tritt heute etwa zwischen dem 45. und dem 55. Lebensjahr auf.

»Wie lange dauern die Wechseljahre?«
Das ist von Frau zu Frau ganz unterschiedlich. Rein statistisch betrachtet umfasst das Klimakterium – von der Perimenopause bis zur Postmenopause – eine Zeitspanne von etwa zehn Jahren.

»Ich bin Raucherin – komme ich früher in die Wechseljahre?«
Kann gut sein. Nikotin beeinflusst die Funktionen des zentralen Nervensystems. Es wird vermutet, dass es auch die Ausschüttung von Hormonen drosselt.

»Wird es nach den Wechseljahren mit der Lust auf Sex für mich vorbei sein?«
Nein, das eine hat mit dem anderen nichts zu tun. Wie beispielsweise die Berliner Medizinpsychologin Beate Schultz-Zehden herausfand, erlebt eine wachsende Gruppe von Frauen zwischen 50 und 65 Jahren Sexualität als genauso beglückend wie früher oder sogar noch erfüllender. Rund 70 Prozent der von ihr befragten Frauen waren sexuell aktiv, mit oder ohne festen Partner. Erst ab 65 scheint bei manchen dann die Lust nachzulassen. Etwa die Hälfte der befragten Frauen dieser Altersgruppe äußert kein Verlangen mehr nach einer sexuellen Beziehung. Jedoch schilderten die sexuell Aktiven dieser Gruppe 65+ »besonders erfüllende und befriedigende Erfahrungen«. Beate Schulz-Zehden sieht hier einen deutlichen Wandel in den Denk- und Verhaltensweisen gegenüber früheren Zeiten. Es entwickelt sich eine neue sexuell selbstbewusste Gruppe von älteren Frauen.

FAQ

»Wechseljahre, Mitte des Lebens – heißt das nicht: die Krise kriegen? Ist da nicht die Midlife Crisis angesagt?«

Nicht zwangsläufig. Natürlich wird uns nach dem 40. Geburtstag stärker bewusst, dass das Leben endlich ist. Die verbleibende Zeit, die zweite Lebenshälfte, wird dann oft als »Rest« gefühlt und erlebt – ein »Rest«, der zwar noch groß zu sein scheint, der aber doch jeden Tag etwas weniger wird. Deswegen steuern Sie aber keineswegs quasi per Autopilot in eine Krise hinein.

»Kommen depressive Frauen früher in die Wechseljahre?«

Nein. Hormone wirken sich zwar auf die Stimmung aus, doch gibt es keine überzeugenden Belege dafür, dass Depressionen unmittelbar von der Hormonumstellung während der Wechseljahre verursacht sein könnten. Vielmehr scheint es so zu sein, dass Frauen, die bereits unter Depressionen leiden, die Wechseljahre früher wahrnehmen als nicht depressive Frauen. Sie erreichen auch früher als diese die Perimenopause, wie Forschungsergebnisse belegen. Ob bei depressiven Frauen dann auch der Zeitpunkt der letzten Regelblutung verfrüht ist, konnten die Wissenschaftler aber noch nicht herausfinden. Sollte dem nicht so sein und die letzte Regelblutung im »normalen« Alter auftreten, könnte das bedeuten, dass Frauen mit Depressionen insgesamt länger in den Wechseljahren sind.

Jede Frau erlebt die Wechseljahre anders

Der hormonelle Umstellungsprozess beeinflusst also viele der körperlichen Abläufe, und dies hat natürlich auch Auswirkungen auf die Gefühle, das Denken und Handeln der Frau. Während jedoch in unserer westlichen Kultur und Medizin Wechseljahrsbeschwerden fast schon als eine Art Naturgesetz dargestellt werden, erleben Frauen in einigen anderen Kulturen diese Zeit vielfach BESCHWERDEFREIER. Warum das so ist, dazu gibt es ganz unterschiedliche Vermutungen. Doch auch in der westlichen Kultur erleben Frauen die Wechseljahre sehr individuell. Die eine fühlt sich beeinträchtigt, die andere nicht – wobei Beschwerdenhaben kein Versagen und Beschwerdefreiheit kein Verdienst ist.

Wechseljahrsbeschwerden und körperliche Veränderungen

Als »neurovegetative Störungen« bezeichnet die Medizin einen ganzen Reigen unterschiedlicher Phänomene, die in den Wechseljahren auftreten können. Dazu zählen:

- Hitzewallungen und Schwitzen, besonders auch nachts,
- Schwindel- und Schwächegefühle,
- Kopfschmerzen,
- Herzklopfen,
- Gelenk- und Muskelschmerzen,
- Einschlafen oder Kribbeln der Arme und Beine,
- diffuses Unwohlsein,
- Blutdruckschwankungen.

All diese Symptome können während der Wechseljahre auftreten, jedoch nicht ständig und auch nicht alle gleichzeitig. Sobald Ihr Körper sich an die niedrigeren Hormonspiegel gewöhnt hat, lassen die Beschwerden nach und verschwinden schließlich ganz. Die Wechseljahre bringen aber auch andere Veränderungen des Körpers mit sich, die zum Älterwerden dazugehören.

Hitzewallungen

Hitzewallungen sind das Erste, was den meisten einfällt, wenn sie an die Wechseljahre denken. Hitzewallungen sind eine Körperempfindung. Ob Sie sie als neutral, als angenehm oder als unangenehm erleben, ist auch eine Sache der jeweiligen Interpretation im Gehirn.

Manche Frauen empfinden die Hitzewallungen durchaus auch als positiv – als Energieschübe, die sie so richtig in Schwung bringen. Die Bezeichnung »fliegende Hitze«, die volkstümlich für die Wechseljahre verwendet wird, charakterisiert das Phänomen gut: Die HITZE fliegt schnell heran, ist heiß, fliegt schnell wieder weg. Eine typische Hitzewallung dauert einige Minuten. Sie beginnt häufig im Brustraum und steigt von dort über den Hals bis zum Kopf. Dann folgt ein Schweißausbruch und die Symptome klingen wieder ab. Oft geht Hitzewallungen auch eine so genannte »Aura« voraus, die sich durch Herzklopfen bemerkbar machen kann oder auch als nicht klar definierbares Vorgefühl, bei dessen Auftauchen Frauen »einfach wissen«, dass es gleich losgeht. Häufigkeit und Intensität der Wallungen können sehr unterschiedlich sein. Die Spanne reicht von seltenen Hitzeanflügen bis hin zu mehreren »heißen Zeiten« innerhalb weniger Stunden – täglich bis zu 20-mal.

Verschiedene Faktoren können die Hitzewallungen auslösen oder verstärken. Dazu gehören Stress, heftige Emotionen wie Angst oder Ärger, aber auch starke Sonneneinstrahlung, räumliche Enge, überheizte Zimmer sowie Koffein und Alkohol. Sie können Hitzewallungen also eindämmen, wenn Sie EIN AUSGEGLICHENES LEBEN FÜHREN, sich in eher kühlen Räumen aufhalten, pralle Sonne vermeiden und mehr Kräutertee als Kaffee oder Wein trinken.

Schlaflosigkeit

Durch die Hormonumstellung während der Wechseljahre kann es vermehrt zu Schlafstörungen kommen. Viele Frauen liegen hellwach im Bett und finden kaum oder überhaupt keine Ruhe. Es fehlen Ihnen dann die für die Regeneration sehr wichtigen Tiefschlafphasen. Die Folge: Die Frauen sind am nächsten Morgen lethargisch und gereizt. Bei chronischem Schlafdefizit leiden Lebensqualität, Konzentrations- und Leistungsfähigkeit.

Trockene Haut und dünnes Haar

Östrogene sind auch an der Bildung von Kollagenfasern beteiligt, die Wasser speichern. Bei nachlassender Östrogenproduktion verliert die Haut an Feuchtigkeit, Stärke und Elastizität. Sie wird dünner, trockener und faltiger. Rauchen, intensive Sonnenbestrahlung, andauernde Gewichtsschwankungen und Diäten, bei denen auf wichtige Nährstoffe verzichtet wird, lassen die Haut zusätzlich altern.

Auch das Haar wird dünner, feiner und fällt leichter aus, weil die Versorgung mit Nährstoffen und Sauerstoff abnimmt. Dies liegt zum Teil am RÜCKGANG DER ÖSTROGENPRODUKTION, ist aber auch Folge des allgemeinen Alterungsprozesses. Der spärlichere Haarwuchs betrifft nicht nur das Kopfhaar, sondern auch Achsel- und Schambehaarung. An anderen Körperteilen hingegen kann sich der Haarwuchs sogar verstärken: Es entsteht ein Flaum auf der Oberlippe oder auch an den seitlichen Gesichtspartien. Vereinzelte Haare werden auch dunkler, stärker oder borstiger, äußerlich sichtbares Zeichen dafür, dass der Einfluss der Androgene steigt und der der Östrogene zurückgeht.

Trockene Schleimhäute

Die sinkende Östrogenproduktion bewirkt, dass die Durchfeuchtung und Durchblutung der Scheidenschleimhaut zurückgehen und die Schleimhäute der Vagina dünner werden. Daher wird die Scheide langsamer feucht. An der Orgasmusfähigkeit und der Intensität des Orgasmus ändert sich dadurch nichts, doch die Trockenheit kann zu Schmerzen beim Sex führen. Juckreiz kann auftreten, sowie eine erhöhte Anfälligkeit für Scheidenentzündungen. Trockene Schleimhäute betreffen aber auch die Augen, die nun häufiger jucken. Ist die Bindehaut nicht feucht genug, dann kann es problematisch werden, Kontaktlinsen zu tragen. Sind Mund- und Nasenschleimhäute trockener, nimmt die Anfälligkeit für Entzündungen und Zungenbrennen zu.

Nachlassen der Beckenbodenmuskulatur

Es kommt jetzt leichter zu Infektionen von Blase und Scheide. Und da sich das Gewebe der Harnröhre und des Beckenbodens zurückbilden, kann der Beckenboden an SPANNUNG verlieren. Was heißt: Wenn die Blase belastet wird, etwa beim Lachen, Husten, Niesen oder schwerem Heben, ist Harnabgang möglich. Spezielles Beckenbodentraining hilft, die Festigkeit zu erhalten.

Gewichtszunahme

Während der Wechseljahre nimmt vor allem das Unterhautfettgewebe zu. Das sehen die meisten Frauen zwar nicht gern, doch in diesem Unterhautfettgewebe wird ein notwendiges Maß an Östrogenen weiterhin gebildet und somit die verschiedenen Stoffwechselvorgänge stabil gehalten. Natürlich bestimmen auch genetische Faktoren, Ihre Essgewohnheiten und wie viel Bewegung Sie sich verschaffen, ob und wie viel Sie zunehmen. Ab den mittleren Jahren brauchen Sie einfach weniger Nahrung. Um nicht übermäßig auseinander zu gehen, sollten Sie weniger essen und sich mehr bewegen.

Stimmungsschwankungen

Ausgeprägte Stimmungstiefs, die von plötzlicher Traurigkeit bis hin zu depressiven Verstimmungen reichen können, beeinträchtigen dann zusätzlich die Lebensfreude. Auch Anspannung, Ungeduld, Nervosität, eine unterschwellige innere Unruhe und Gereiztheit sowie scheinbar aus dem Nichts auftretende Angst, Müdigkeit und Antriebsmangel werden oft auf die Wechseljahre zurückgeführt. Gelegentlich kommt es auch zu Merk- und Konzentrationsstörungen und Lustlosigkeit beim Sex. Die Wechseljahre lassen das Älterwerden stärker ins Bewusstsein treten. Haben Sie dazu eine abwehrende oder passiv-resignierende Haltung, kann dies Wechseljahrsbeschwerden verstärken.

Zwischen Jugendkult,
Anti-Aging und Resignation

Einer der Mythen in unserer Gesellschaft ist die Vorstellung, nur junge oder jung wirkende Menschen seien leistungsfähig und den vielfachen Herausforderungen der Zukunft gewachsen. Besonders Frauen sollen immerwährend aktiv, jugendlich und top in Form sein. Falten und graue Schläfen gelten zwar bei Männern durchaus als attraktiv, Frauen hingegen sollen diese Spuren ihres Lebens mit Haartönungen, Anti-Falten-Cremes, Lifting und Hormonpillen bekämpfen.

Machen die Wechseljahre »hormonmangelkrank«?

Für die Pharmaindustrie scheinen die Wechseljahre ein Übel zu sein, dem nur mit Hilfe synthetischer Hormone beizukommen ist. Die Branche setzt deshalb auf Slogans wie »Ich will keinen Wechsel«, womit sie ein Lebenskonzept des starren Festhaltens propagiert und bei den Frauen Ängste schürt, die einen selbstbewussten Umgang mit dem eigenen Körper verhindern. Ohne Hormonsubstitution, so wird Frauen vermittelt, wären sie nach dem Wechsel den täglichen Anforderungen nicht mehr gewachsen oder würden außerdem an sexueller ATTRAKTIVITÄT einbüßen. Die Angst vor brüchig werdenden Knochen ist zum Synonym für eine gefürchtete Zukunft geworden: als alte Frau allein stehend, arm und hilfsbedürftig zu sein.

Diese Gleichung: Frau-Sein = Osteoporose bekommen, relativiert die Historikerin Barbara Duden: »Wenn mir der Mediziner sagt, dass das Ausbleiben meines Blutes ein Fünf-Prozent-Risiko für Knochenbrüche im Alter bedeutet, heißt das, ich müsste hundert mal menopausieren, um beim Fallen fünfmal mit gebrochenen Haxen dazuliegen.«

INFO

Medizinisierung der Wechseljahre

→ Eine Frau ist nicht automatisch behandlungsbedürftig, nur weil sie in die Wechseljahre kommt. In ihrem Artikel »Sociological Perspectives on the Medicalization of Menopause« legt die Soziologieprofessorin Susan E. Bell dar, wie eine zunehmende Medizinisierung der Wechseljahre stattfand. Der Wissenschaftlerin fiel bei ihren Studien zudem auf, dass Erfahrungen von Frauen anscheinend häufiger medizinisiert werden als die von Männern. Worum geht es dabei? Ein Erfahrungsfeld – in diesem Fall die Wechseljahre – wird mit medizinischem Vokabular beschrieben und als ein medizinisches Problem definiert. Folglich ist die Problemlösung dann auch eine Sache der Medizin. Aus der natürlichen Lebensphase wird so eine behandlungsbedürftige Krankheit. Drastisch ausgedrückt: Die älter werdende Frau wird zu einem Mangelwesen erklärt, das an einer Hormonmangelkrankheit, an »ovarieller Insuffizienz« (ungenügender Tätigkeit der Eierstöcke) leidet, wie noch heute hier und da zu lesen ist. Und flugs war auch der Begriff »Hormonersatztherapie« (HET) aus dem Boden gestampft. Diese Interpretation der Wechseljahre als einer Art Krankheit hat sich nicht nur innerhalb der Medizin durchgesetzt, sondern prägt leider auch das öffentliche Bild und die Selbstwahrnehmung von Frauen.

Hormonelle Heilsversprechen

Vor allem infolge der Pro-Hormonersatz-Kampagnen von Pharmaindustrie und Medizinern sind die Wechseljahre zum öffentlich viel beachteten Thema geworden. Über das KLIMAKTERIUM wird übrigens nicht nur heftig diskutiert, sondern auch viel Geld damit verdient. Das Strickmuster, um Frauen zu verunsichern, ist einfach. Zunächst werden drei Behauptungen aufgestellt:

1 Die Wechseljahre seien zwangsläufig eine beschwerliche Angelegenheit mit Hitzewallungen, Depressionen und Befindlichkeitsstörungen.

2 Frauen in den Wechseljahren würden sich unattraktiv fühlen und hätten Angst vor Falten, Gewichtszunahme, Verlust an Attraktivität, Energie und Tatkraft und schlicht dem Älterwerden an sich.

3 Der infolge der Wechseljahre niedrigere Östrogenspiegel ziehe langfristig gravierende Folgen nach sich. Dabei werden von Herzerkrankungen, Schlaganfall, Knochenbrüchen bis hin zur Alzheimer-Demenz so ziemlich alle »Furcht erregenden Krankheiten« aufgezählt.

Dann wird in Aussicht gestellt, dies alles lasse sich ganz einfach umgehen. Nach dem Motto »Ersetzen, was fehlt – Hormone in den Wechseljahren«, wie vor einiger Zeit eine Presseinformation betitelt wurde, sollen Hormonpillen nicht nur lästige Symptome wie Hitzewallungen, Schlafprobleme und andere vegetative Störungen bekämpfen, sondern auch als Mittel dienen »länger jung und gesund« zu bleiben. Östrogene, so die Meinung vieler Mediziner, schützen Frauen eben nicht nur vor Wechseljahrsbeschwerden, sondern auch vor Herz-Kreislauf-Erkrankungen, Alzheimer und Knochenschwund. Das Wohlbefinden werde gesteigert, die Haare erhielten neuen Glanz, die Haut bleibe länger glatt und sogar die sexuelle Lust werde gestärkt. Kurz: Der gesamte Alterungsprozess könne mittels künstlicher Hormonbeigaben aufgehalten werden, so tönen die – meist männlichen – Hormonspezialisten. Oft wird auch die Behauptung aufgestellt, die Wechseljahre seien ein von der Natur nicht vorgesehener Zustand, weil Frauen früher schon mit 50 gestorben seien. Was natürlich Unsinn ist, wie wir alle wissen. Die früher wesentlich niedrigere durchschnittliche LEBENSERWARTUNG von Frauen erklärt sich dadurch, dass viele Mädchen und Frauen oft schon sehr jung gestorben sind, viele von ihnen gleich nach ihrer eigenen Geburt oder später im Kindbett. Hatten Frauen aber alle Geburten gesund überlebt, war auch früher die Chance gegeben, 70 oder 80 Jahre alt zu werden.

Die fortgesetzten Werbekampagnen für Hormonsubstitution lösten in den 1990er Jahren einen regelrechten Hormon-Boom aus. Der Wunsch nach Beschwerdefreiheit und mehr Energie, Attraktivität und Lebensqualität in den Wechseljahren ist natürlich legitim, ebenso wie das Bedürfnis, sich vor altersbedingten Erkrankungen zu schützen. Das Einnehmen einer Hormonpille scheint eine »schnelle« Lösung zu sein. Doch wie wirkt die Hormonersatztherapie tatsächlich?

Hormonpillen sind keine Smarties

Etwa seit der Jahrtausendwende gehen die Verschreibungen von Östrogenen wieder zurück, weil klar wurde, dass diese Medikamente größere Risiken bergen als Nutzen bringen. Natürlich müssen Sie selbst entscheiden, ob Sie sich einer HORMONERSATZBEHANDLUNG unterziehen wollen oder nicht. Wägen Sie jedoch immer die Vor- und Nachteile einer solchen Therapie ab. Mehrere breit angelegte internationale Studien haben ergeben, dass die Hormonsubstitution Krankheitsrisiken zum Teil dramatisch erhöht, weswegen etwa die amerikanischen Studie »Women's Health Initiative« vorzeitig abgebrochen werden musste. Der »Million Women Study« (2003) zufolge lindern Hormonersatzpräparate zwar Hitzewallungen und Schlafstörungen, erhöhen jedoch gleichzeitig das Risiko für Brustkrebs und eine ganze Reihe weiterer Krankheiten wie Schlaganfall, Herzinfarkt, Thrombosen, Thromboembolien und Demenz. Der viel beschworene Schutz vor Osteoporose erwies sich hingegen als vergleichsweise gering. Positive Auswirkungen auf Haut, Leistungsvermögen und Stimmung konnten nicht nachgewiesen werden.

Experten wie Arzneimittelbehörden oder die Deutsche Gesellschaft für Gynäkologie und Geburtshilfe raten inzwischen, Hormone nur noch bei schweren Menopause-Symptomen und ausschließlich kurzzeitig zu verschreiben, also nicht länger als ein bis zwei Jahre.

INFO

Was die Bremerinnen über die Wechseljahre denken

In einer Studie des Bremer Instituts für Präventionsforschung und Sozialmedizin wurden Bremerinnen unterschiedlichen Alters zu Gesundheitsthemen befragt. Auf die Frage »Welches waren für Sie persönlich die wichtigsten Veränderungen im Zusammenhang mit den Wechseljahren?« wurden am häufigsten genannt:

→ mehr Ruhe und Distanz zum täglichen Kleinkram,
→ Ergrauen der Haare,
→ mehr Spaß am Sex,
→ Gefühl von Freiheit,
→ zweite Eheschließung,
→ Verlust des Arbeitsplatzes.

Die Antworten zeigen, dass entgegen aller Unkenrufe viele Frauen die Wechseljahre nicht als eine rein negative Umbruchphase erleben. Nicht eine Tendenz »alles wird immer weniger« zeichnet sich ab, sondern die Frauen sehen eine Vielfalt von Aspekten. Deutlich wird auch, dass sich die Wechseljahre nicht auf die biologischen Veränderungen reduzieren lassen. Zahlreiche Frauen verstehen sich in den Wechseljahren nicht als Patientinnen und wollen auch nicht so gesehen werden.

FAZIT: Hormonpillen sind nicht das Allheilmittel in den Wechseljahren. Sie können das Auf und Ab in dieser Umbruchzeit nicht wirklich ausgleichen. Sobald die Tabletten abgesetzt werden, setzt der Wechsel wieder ein. Mit einer Hormonbehandlung würden Sie diese Lebensphase einfach nur verschieben. Sie bringen sich damit um das Erleben eines wichtigen VERÄNDERUNGSPROZESSES. Wenn Sie diesen Lebensabschnitt selbstbestimmt gestalten, ihn für die Entwicklung eines neuen Selbstverständnisses bewusst nutzen, steigt Ihre Lebensqualität.

Was Ihr Erleben
der Wechseljahre beeinflusst

Wie eine Frau über die Wechseljahre denkt, was sie in dieser Zeit fühlt und wie sie was erlebt, hängt von ganz unterschiedlichen Faktoren ab.

Die Erwartungshaltung

Das Schlechtreden der Wechseljahre prägt Gedanken und Empfindungen. Mehrere Studien haben belegt, dass Frauen, die bereits vor Beginn der Wechseljahre Angst vor Beschwerden und dem Älterwerden hatten, später wesentlich häufiger mit Hitzewallungen, Schweißausbrüchen oder anderen vegetativen Störungen zu tun hatten. Die kanadische Medizinanthropologin Margaret Lock ist davon überzeugt, dass die kulturelle und SOZIALE WERTSCHÄTZUNG, die eine älter werdende Frau erfährt, das Erleben der Wechseljahre prägt. Die Gerontologin Professor Ursula Lehr fand heraus, dass eine negative Erwartungshaltung die Wechseljahre zu einer schwierigen Zeit machen kann.

Sozialer Status, Bildung und Beruf

Berufstätige Frauen leiden weniger an Wechseljahrsbeschwerden als Hausfrauen, gut ausgebildete Frauen weniger als nicht so gut ausgebildete. Wenn eine Frau in den Wechseljahren eine Krise erlebt, ist diese oft weniger hormonell als vielmehr PSYCHOSOZIAL bedingt. Frauen aus unteren sozialen Schichten, Frauen ohne Erwerbstätigkeit, aber auch verheiratete Frauen berichteten häufiger von Beschwerden als die, die allein lebten, erwerbstätig waren oder höheren sozialen Schichten zugerechnet wurden (aus: Studie von McKnight und Steele in einer Befragung von Frauen im Alter von 48 bis 52 Jahren).

Die inneren Bilder vom Alter

Die Wechseljahre sind eine passende Zeit für einen Wechsel in der Betrachtungsweise des Alters und insbesondere des weiblichen Alters. Solange Frauen ermutigt werden »so zu bleiben, wie sie sind«, und solange rein körperliche Attribute im Vordergrund stehen, so lange dürfte das Älterwerden mit Verfall gleichgesetzt werden. Wenn aber der neue Lebensabschnitt bewusst als CHANCE und Weiterentwicklung erkannt wird, hat das Altern seinen Schrecken verloren. Mit dem Akzeptieren und Bejahen der Veränderungen wachsen auch die Neugier und Energie, sich neue Ziele zu setzen.

> Heute bin ich 61 und fühle mich wohler und glücklicher als mit 50. Mehr als vor zehn Jahren lebe ich mit dem Empfinden, noch viel sinnvolle Zukunft vor mir zu haben. Beruflich und privat.
>
> [Gesine Schwan | *Präsidentin der Europa-Universität Viadrina*]

Lebenszufriedenheit

Ein Rückblick auf das bisherige Leben in der Lebensmitte kann zufrieden stimmen – kann aber auch Selbstzweifel auslösen, wenn eine Frau ihre Wünsche und Pläne nicht hat verwirklichen können. Frauen, deren Selbstwertgefühl sich aus vielen verschiedenen Quellen speist – Beruf, soziale Kontakte, KREATIVITÄT und intellektuelle Fähigkeiten –, betrachten das Klimakterium eher als Zwischenstufe zu einem freieren und mehr schöpferischen Lebensabschnitt. In Berufen, in denen intellektuelle und kreative Herausforderungen gefragt sind, erleben viele Frauen oft erst nach den Wechseljahren HÖHEPUNKTE IHRES SCHAFFENS. Voraussetzung ist, dass der Beruf ihnen Freude macht und ihre Fähigkeiten herausfordert ohne sie zu überfordern. Auch kulturelles oder soziales Engagement kann eine solche Herausforderung sein. Frauen, die in der Lebensmitte Bilanz ziehen, auf Schönes und Schweres zurückblicken und sagen: »Es war gut so!«, akzeptieren ihre persönliche Entwicklung und damit gleichzeitig auch die Gegenwart und die Zukunft. Ihnen ist klar, dass es auf die innere Haltung, die Art und Weise ankommt, wie sie die Dinge bewerten.

Persönliche Vorbilder

Wichtig ist auch, welche persönlichen weiblichen Vorbilder eine Frau verinnerlicht hat. Von ihnen hat sie vieles von dem, was die Wechseljahre betrifft, unbewusst gelernt. So spielt es eine große Rolle, wie die eigene Mutter oder andere nahe stehende Bezugspersonen mit den Wechseljahren umgegangen sind.

Kulturelle Prägungen

Jede Kultur hat ihre spezifischen Vorstellungen und Regeln für den Umgang mit den Wechseljahren. Angelpunkt aller Kulturvergleiche ist die jeweilige gesellschaftliche und kulturelle Stellung der Frau. Die Wechseljahrssymptome unterscheiden sich je nach Herkunft, sozioökonomischem Status und Lebensstil. Es fällt auf, dass Frauen mancher ANDERER KULTUREN weniger unter den Wechseljahren leiden als Frauen des westeuropäischen oder amerikanischen Kulturkreises. Überall dort, wo der Fortfall der Fortpflanzungsfähigkeit einhergeht mit größerer Freiheit, Achtung, Kraft, Macht und weitergehenden Rechten, sind die negativen körperlichen Symptome der Wechseljahre eher unbekannt. Asiatische Frauen berichteten zum Beispiel über sehr wenige Probleme im Zusammenhang mit den Wechseljahren. Hitzewallungen gelten dort als ausgesprochen selten. Auch Osteoporose oder Erkrankungen des Herz-Kreislauf-Systems treten weniger auf als in westlichen Ländern. Zwei Drittel der Japanerinnen messen der Menopause nur geringe Bedeutung zu und betrachten sie einfach als eines von mehreren Elementen im Prozess des Älterwerdens.

Ernährung und Lebensweise

Großen Einfluss hat gewiss auch die Ernährung. Umfangreiche Untersuchungen der Ernährungsgewohnheiten von Japanerinnen und Chinesinnen lassen den Schluss zu, dass sich ihre SOJAREICHE Ernährung auf Wechseljahrsbeschwerden und generell auf die Gesundheit positiv auswirkt, gerade auch bei Frauen zwischen 43 und 65 Jahren. Soja, ein wichtiger Bestandteil der asiatischen Küche, ist außerordentlich reich an so genannten Isoflavonen (pflanzlichen Östrogenen). Eine Ernährungsweise mit viel Gemüse und Früchten, relativ wenig tierischem Eiweiß und tierischem Fett plus einer Extra-Portion Kalzium trägt dazu bei, dass Wechseljahrsbeschwerden seltener auftreten.

FAZIT: All diese Beobachtungen belegen, dass das Klimakterium sehr unterschiedlich erlebt wird und dass es so etwas wie »die typischen Wechseljahrsbeschwerden« letztlich nicht gibt. Neben der Ernährung scheint vor allem die innere Haltung bezüglich der Wechseljahre eine größere Rolle zu spielen als gemeinhin vermutet. Lassen Sie sich auf die Dynamik dieser Lebensphase ein – und lindern Sie auftretende Beschwerden mit natürlichen Mitteln. Falls Sie zu der sehr kleinen Gruppe der Frauen mit sehr starken Beschwerden gehören, können Sie, wenn alle Alternativen nichts fruchten, immer noch eine kurzzeitige Hormonersatztherapie in Betracht ziehen.

Wechseljahrsbeschwerden natürlich lindern von A bis Z

A wie Ayurveda

Ayurveda – die alte Heilkunde Indiens – hält für Frauen spezielle Behandlungsmethoden für Wechseljahrsbeschwerden bereit.
Die ayurvedische Frauenheilkunde basiert auf dem alten Wissen des Rasayana (Regeneration), Vajikarana (Energiesteigerung) und Kayachikitsa (innere Medizin). Mit typgerechten Ernährungsempfehlungen, Heilkräutern, MASSAGEN und Öltherapien, Yoga- und Atemübungen sorgen die ganzheitlichen Behandlungsmethoden für Ihr körperliches und psychisches Wohlbefinden.

B wie Bewegung

In keiner Phase des Lebens ist die Bewegung für Frauen so wichtig wie in den Wechseljahren. Sportlich aktive Frauen erleben deutlich weniger Wechseljahrsbeschwerden als untrainierte Frauen. Mit regelmäßiger Bewegung fördern Sie die bessere Durchblutung des Körpers, speziell auch des Bauchraums, tun viel für Ihr Immunsystem, Ihre Verdauung und beschleunigen die Fettverbrennung. Ihr Schlaf wird tiefer und erholsamer. Kommen Sie beim Sport ruhig mal ins Schwitzen, dadurch gewöhnt sich Ihr Körper daran, mit extremen Temperaturen gut zurechtzukommen und rascher wieder abzukühlen. So ist er auch auf Hitzewallungen besser eingestellt. Mit Sport regen Sie auch den Knochenstoffwechsel an, denn Druck und Zug am Knochen durch Bewegung stärkt seine STABILITÄT. Durch regelmäßiges Training steigt der Endorphinspiegel, was wiederum Ihre Leistungsfähigkeit und Stimmung positiv beeinflusst. Bewegen Sie sich öfter und intensiver als bisher, auch der Alltag bietet Ihnen zahlreiche Möglichkeiten: Nehmen Sie die Treppe statt des Aufzugs, gehen Sie zu Fuß einkaufen oder fahren Sie Fahrrad statt Auto. Nutzen Sie Arbeitspausen, um an der frischen Luft ein paar Runden um den Block zu gehen.

C wie Chinesische Medizin

In der Chinesischen Medizin gelten die Wechseljahre als eine Zeit der Transformation und Reife. Einen für unser Denken vielleicht ungewohnten Aspekt sieht die Chinesische Medizin hinter auftretenden Wechseljahrsbeschwerden: Demnach ist dann die Lebensenergie der Nieren gestört durch einen MANGEL AN NIEREN-QI, der auch Eierstöcke und Gebärmutter schwächt. Durch Akupunktur der entsprechenden Punkte auf den Meridianen – den Energiekanälen – wird dann die Lebenskraft der Nieren, der Eierstöcke und der Gebärmutter wieder gestärkt, damit sich Disharmonien auflösen können. Heilkräuter und eine typgerechte Ernährung runden die Therapie ab.

D wie Depressionen vorbeugen

Manche Frauen in den Wechseljahren berichten von heftigen Gefühlsschwankungen, die bis hin zu depressiven Verstimmungen reichen können. Die Östrogenabnahme ist nicht die Hauptursache dafür, aber sie kann Stimmungstiefs verstärken. Was tun? Bewegung an der frischen Luft verbessert oft das innere Befinden spürbar. Besonders positiven Einfluss scheinen dabei regelmäßig betriebene Ausdauersportarten zu haben, wie etwa Joggen, Walken oder Schwimmen (→ siehe Seite 116 f.). Eine optimistische Haltung zum Leben und die Fähigkeit sich selbst zu mögen, helfen ebenfalls mit den wechselnden Stimmungslagen besser zurechtzukommen. Sie können lernen Wut, Enttäuschung oder Groll loszulassen (→ siehe Seite 83 ff.).

E wie Ernährung

Wer es noch nicht getan hat, sollte spätestens in den Wechseljahren auf ausgewogene, vollwertige Kost umstellen. Es gibt keine spezielle

»Klimakteriumsdiät« – jedoch ist es wichtig, bei der Auswahl der Nahrungsmittel die körperlichen Umstellungsprozesse zu berücksichtigen. Mit dem Älterwerden verringert sich der Grundumsatz, also der Verbrauch von Energie, weswegen nicht mehr so viel Nahrung aufgenommen werden muss. Allerdings bleibt der Bedarf an lebenswichtigen Vitaminen, Mineralien und Spurenelementen konstant. Das bedeutet: Sie sollten weniger essen, aber bewusst solche Nahrungsmittel auswählen, die reich an Vitalstoffen sind (→ siehe Seite 112 ff.).

F wie Fette

In und nach den Wechseljahren nimmt die gefäßschützende Wirkung des Östrogens ab. Dadurch treten bei Frauen in dieser Zeit vermehrt bestimmte Störungen des Fettstoffwechsels auf, etwa ein zu hoher Cholesterinspiegel. Wer weiter Fett zu sich nimmt, das den Organismus belastet, wie gesättigte und Trans-Fettsäuren, muss nicht nur mit Gewichtszunahme, sondern auch Herz-Kreislauf-Erkrankungen und einem erhöhten Herzinfarkt- und Schlaganfallrisiko rechnen. Verzichten Sie auf diese Fette, die in tierischen Lebensmitteln (Butter, Wurst, Schmalz und so weiter) vorkommen oder sich in Fast-Food-Produkten und vielen Fertig-Backwaren verstecken.
Verwenden Sie vermehrt ungesättigte oder essenzielle Fettsäuren. Sie müssen dem Körper über die Nahrung zugeführt werden, da er sie selbst nicht bilden kann. Einfach und mehrfach ungesättigte Fettsäuren wirken sich positiv auf den Cholesterinspiegel und das Herz-Kreislauf-System aus. BESONDERS REICH an einfach ungesättigten Fettsäuren sind Oliven- und Rapsöl. Mehrfach ungesättigte Fettsäuren bieten Distel-, Sonnenblumen-, Soja- und Maiskeimöl sowie Fischöle.

G wie Genussmittel

Nikotin, Alkohol, Kaffee und andere Genussmittel können Wechseljahresbeschwerden verstärken. Der Körper muss sehr viel Energie aufwenden, um die toxischen Stoffe wieder abzubauen. Gehen Sie deshalb möglichst sparsam mit Genussmitteln um – Ihr Körper wird es Ihnen danken.

H wie Heilpflanzen

In der Pflanzenheilkunde gibt es zahlreiche Heilkräuter und Heilpflanzen, die wechseljahrsbedingte Beschwerden lindern helfen. Nachfolgend einige der wichtigsten:

DIE TRAUBENSILBERKERZE (CIMICIFUGA RACEMOSA)
übt auf Körper und Psyche eine harmonisierende Wirkung aus. Sie enthält neben hormonähnlichen Substanzen (Phytoöstrogene) auch weitere Stoffe, die das vegetative Nervensystem günstig beeinflussen und Hitzewallungen, Herzklopfen oder Stimmungsschwankungen LINDERN helfen.

DER MÖNCHSPFEFFER (AGNUS CASTUS)
regt die Produktion des Hormons Progesteron an. Fällt zu Beginn der Wechseljahre der Eisprung häufiger aus, wird weniger Progesteron freigesetzt. Dies führt zu hormonellem Ungleichgewicht. Als Folge können schmerzhaftes Brustspannen, verkürzte Zyklen und depressive Verstimmungen auftreten. In dieser frühen Phase wirken Präparate mit Mönchspfeffer regulierend.

HOPFEN & CO.
helfen bei Schlafstörungen, die in den »heißen Jahren« im Schlepptau von Wallungen auftreten können. Beruhigende Heilkräuter wie Hopfen, Baldrian, Melisse oder Passionsblume können zudem Reizbarkeit und Nervosität lindern. Auch weil Hopfen (Humulus lupulus) in geringen Mengen Phytoöstrogene enthält, wirkt er ausgleichend auf das vegetative Nervensystem.

DER SALBEI (SALVIA OFFICINALIS)

wirkt schweißhemmend und ist in Tees gegen Wechseljahrsbeschwerden enthalten. Salbei beruhigt das Temperaturzentrum im Gehirn, lindert Nachtschweiß und erleichtert so das Durchschlafen.

DAS SÜSSHOLZ (GLYCYRRHIZA GLABRA)

enthält einen Wirkstoff, der den Phytoöstrogenen der Sojabohne ähnelt, und beeinflusst das Progesteron-Niveau.

DER ROTKLEE (TRIFOLIUM PRATENSE)

ist eine der ergiebigsten hiesigen Quellen für Phytoöstrogene, lindert Hitzewallungen, Herzbeschwerden und Scheidentrockenheit.

DAS JOHANNISKRAUT (HYPERICUM PERFORATUM)

wirkt stimmungsaufhellend, Angst lösend und hilft bei Unruhe und depressiver Verstimmung. Bitte beachten: Johanniskraut erhöht die Lichtempfindlichkeit der Haut und kann die Wirkung anderer Arzneimittel beeinflussen. Lassen Sie sich von Ihrem Hausarzt beraten.

DER FRAUENMANTEL (ALCHEMILLA VULGARIS)

gilt als die » FRAUENPFLANZE « schlechthin, verringert Hitzewallungen, Trockenheit der Scheide und Harninkontinenz.

DIE STERNWURZEL (ALETRIS FARINOSA)

stärkt – allerdings erst nach längerer Behandlungsdauer – das Bindegewebe, hilft bei Beckenbodenschwäche und Harninkontinenz.

DER WEISSDORN (CRATAEGUS MONOGYNA)

hilft bei Herzklopfen, zur Regulierung von hohem Blutdruck und gilt auch als mildes Beruhigungsmittel. Auch Schlafstörungen, Herzjagen, Schwindelgefühle und Hitzewallungen kann er lindern.

DER STEINKLEE (MELILOTUS OFFICINALIS)
hat eine positive Wirkung bei Gefäßschwäche und auch bei arteriellen und venösen Durchblutungsstörungen. Steinklee wirkt krampflösend sowie beruhigend und hilft bei Harnwegsinfekten.

DIE YAMSWURZEL (DIOSCOREA VILLOSA)
unterstützt die Hormontätigkeit mit pflanzlichem Diosgenin, das wie Progesteron wirkt und die Auswirkungen eines schwankenden Hormonhaushalts in den Griff zu bekommen hilft. Die Yamswurzel kann daher Wechseljahrsbeschwerden lindern – jedoch ist das gesamte Wirkspektrum des Wirkstoffs Diosgenin noch nicht vollständig bekannt.

I wie Inkontinenz

Infolge der verminderten Östrogenproduktion verändert sich das Gewebe von Blase, Harnröhre und Gebärmutter. Dadurch kann auch die Beckenbodenmuskulatur erschlaffen und die Funktion des Blasenschließmuskels beeinträchtigt werden. Die Folge ist ein ungewollter Harnabgang beim Husten, Lachen, Heben und bei gefüllter Blase. Eine durch gezieltes Training gekräftigte Beckenbodenmuskulatur ist ein wirksamer Schutz gegen Harninkontinenz. Dabei ist jedoch die Beckenbodenmuskulatur nicht isoliert zu betrachten, denn häufig sind bei einer Schwäche dieser speziellen Muskeln auch Teile der Bauch-, Rücken-, Bein- und Fußmuskulatur beeinträchtigt. Um ein **GEZIELTES TRAINING** durchzuführen ist fachkundige Anleitung sinnvoll, damit Sie dann selbstständig und regelmäßig weiterüben können.

J wie Ja zum Leben

Ja zu sich selbst sagen ist gerade dann wichtig, wenn sich das körperliche Erscheinungsbild ändert. Für die Auseinandersetzung mit dem Wechsel braucht es Zeit, Innehalten, das Infragestellen des Gewohnten, vielleicht auch das Betrauern des Unwiederbringlichen. Lohnt sich das? Die Ernte eines bewusst erlebten Wechsels ist Wohlbefinden und **VERSÖHNUNG** mit dem Älterwerden. Dazu gehört, auf der Basis eines neu gewonnenen Selbstbewusstseins, die eigene Tatkraft und Kreativität genießen zu lernen, Lebensfreude im Hier und Jetzt entfalten statt mit einem Fuß im Gestern festzuhängen. Alte Grollbaustellen ent-bittern, die Resilienz stärken und neue Ziele entwickeln schafft Lebenszufriedenheit und lässt körperliche Missbefindlichkeiten eher nebensächlich werden (→ siehe dazu auch Seite 83 ff.).

K wie Kleidung

Wenn Sie zu Hitzewallungen neigen, tragen Sie Kleidung aus natürlichen Materialien wie Baumwolle, Wolle oder Seide – keine Kunstfasern wie Polyester, Polyacryl oder Polyamid, die Hautatmung und Schweißableitung behindern. Hingegen kann Kleidung aus speziell thermoregulierenden Fasern sogar angenehmer auf der Haut sein als Baumwolle, die sich schnell mit Schweiß vollsaugt. Kleiden Sie sich nach dem Zwiebel-Prinzip in mehreren Schichten: Ziehen Sie sich je nach Jahreszeit so an, dass sie während einer Hitzewallung jederzeit Kleidungsstücke ablegen und, wenn die Welle vorbeigeflogen ist, wieder anziehen können.

L wie Loslassen

Psychische Turbulenzen zu Beginn der Wechseljahre entstehen nicht nur infolge der Hormonumstellung, sondern auch durch Trauer um Vergangenes, Verlorenes und vielleicht Verpasstes, während gleichzeitig die Zukunftsperspektiven noch unklar sind. Ein Wechsel bedeutet immer Veränderung, Loslassen von Gewohntem zugunsten von Neuem und Unbekanntem. Oftmals geben erst die kleinen oder größeren Veränderungen unseres Körpers und unseres Erscheinungsbildes in den Wechseljahren den Impuls, andere, neue und bessere Wege für uns zu entdecken. Oft ist dies die Möglichkeit, freier und auch selbstbestimmter zu leben. Festhalten an Bestehendem hindert an der Weiterentwicklung hin zu einem neuen erfüllten Lebensabschnitt. »Wechsel-Jahre« WÖRTLICH ZU NEHMEN, heißt nicht nur auf Verluste zu schauen und Gewesenes loszulassen, sondern auch nach neuen Möglichkeiten zu fragen, sich auch mutig den eigenen Ängsten, Wünschen, Sehnsüchten und Hoffnungen zu stellen.

M wie Musik genießen

In vielen Kulturen weltweit wird Musik eine heilende Kraft zugesprochen. Sie kann eine negative Stimmung in Wohlbefinden umwandeln. Musik ist ein Stimmungsmacher. Wenn Sie grade auf einer Stimmungsachterbahnfahrt ins Tal gerauscht sind, legen Sie eine Musik auf, die Sie richtig gut in Schwung bringt. Tanzen Sie, singen Sie mit. Drücken Sie Ihre Gefühle mit Stimme und Bewegung aus.

N wie Natur erleben

Abstand zum Alltag finden im Freien, an der frischen Luft und dabei in Bewegung sein, da lassen sich Verstimmungen und körperliche Missempfindungen leicht überwinden. Der KONTAKT ZUR NATUR ist Balsam auch für die Seele, gerade in Umbruchszeiten. Nutzen Sie freie Tage für ausgedehnte Spaziergänge oder zum Radfahren im Grünen. Sie öffnen sich damit auch eher für neue Gedanken, Ideen und Erkenntnisse als zu Hause im stillen Kämmerlein. Das bewusste Erleben von Landschaft, Pflanzenwelt, Wind und Wetter unterstützt Sie dabei, neue Energie und Lebensfreude zu tanken.

O wie Orgasmus

Liebe und Sexualität gehören zu unseren wichtigsten Energien. Lustvoll erlebter Sex erzeugt Glücksgefühle, stärkt das Wohlbefinden und die Zufriedenheit – auch nach der Menopause und bis in das höhere Alter hinein. Zudem fördert regelmäßiger Sex die Durchblutung der

Vaginalschleimhaut. Dadurch wird auch eine infolge des Rückzugs der Östrogene mögliche Trockenheit der Scheide gemildert. Bei manchen Frauen kann in und nach den Wechseljahren durch die hormonelle Umstellung die empfindliche Scheidenschleimhaut beim Sex leichter einreißen und sich entzünden. Dem kann die lokale Anwendung hormonfreier Gels vor dem Sex vorbeugen. Eine Kur mit Nachtkerzen- oder Borretschölkapseln reguliert auf sanfte Weise die Scheidenfeuchtigkeit. Auch phytoöstrogenhaltige Nahrungsmittel sollen sich günstig auf die Durchblutung der Scheidenschleimhaut auswirken.

P wie Phytoöstrogene

Sie ähneln in Struktur und Funktion dem körpereigenen 17-beta-Östradiol, weisen jedoch im Vergleich dazu eine viel schwächere östrogene Wirkung auf. Phytoöstrogene befinden sich in VIELEN PFLANZENARTEN wie etwa in Sojabohnen, Leinsamen, Alfalfa, Weizen, Buchweizen, Granatapfel, Papaya, Hopfen, Rhabarber, Kirschen, Weißkohl, Hülsenfrüchten, Süßkartoffeln, Karotten, Knoblauch, Äpfeln, grünem Tee, Sesam, Rotklee, in der Traubensilberkerze und anderen. Bringen Sie diese Lebensmittel auf Ihren Speisezettel, wenn Sie die vorbeugende Wirkung von Phytoöstrogenen nutzen wollen. Das ist preisgünstiger, als zu entsprechenden Pillenpräparaten oder Nahrungsmittelergänzungen zu greifen, und Sie vermeiden eine Überdosierung.

Q wie Qi Gong

Qi Gong ist eine Entspannungsmethode, die im alten China aus den Kampfkünsten heraus entstanden ist, und hat das Ziel, die Lebenskraft zu verbessern und die Gesundheit zu stärken oder sie wiederherzustellen. Die dahinter stehende Philosophie geht davon aus, dass wir uns dann gut fühlen, wenn unser Körper von genügend Energie – Qi – durchflossen wird. Mit den meditativen Bewegungsübungen des Qi Gong können Sie demnach den Energiestrom im Körper harmonisieren. Dabei schulen Sie gleichzeitig das Körperbewusstsein und die Körperwahrnehmung. In den Wechseljahren mit den Hochs und Tiefs des Hormonspiegels sorgen Qi-Gong-Übungen daher auch dafür, den Anforderungen des Alltags gelassener und ausgeglichener zu begegnen.

R wie Ruhepausen

Integrieren Sie kleine Ruhepausen in Ihren Arbeitstag. Zum Durchatmen und Auftanken, zum Bewusst-wieder-zu-sich-Kommen. Gerade wenn Sie es mit heftigen Hitzewallungen zu tun haben, ist es wichtig, Dauerstress zu vermeiden. »ENTSCHLEUNIGEN« Sie Ihren Tag, nehmen Sie sich weniger vor und planen Sie Pausen zur Entspannung ausdrücklich ein. Das kann Meditation sein oder ein Lavendelbad, Hören von ruhiger Musik oder ein ausgedehnter Spaziergang.

S wie Schlaf

Schlafstörungen treten in den Wechseljahren häufig mit den Hitzewallungen auf. Wer mehrmals pro Nacht schweißgebadet aufwacht und schwer wieder einschlafen kann, fühlt sich am nächsten Morgen entsprechend ausgelaugt. Was tun? Sport und Bewegung sind wirksame Mittel nicht nur bei Hitzewallungen, sondern auch gegen Schlaflosigkeit. Wenn Sie sich im Alltag viel Bewegung verschaffen, sind Sie am Abend automatisch müde. Körperlich und seelisch entspannt zu Bett gehen ist ebenfalls wichtig. Sorgen Sie auch für viel Sauerstoff im Schlafzimmer. Essen Sie abends nur leicht Verdauliches; die letzte Mahlzeit sollte zwei bis drei Stunden vor der Nachtruhe liegen. Einen Beruhigungstee aus Salbei, Baldrian, Hopfen und Melisse vor der Nachtruhe zu trinken hilft beim »Abschalten«. Salbei lindert zudem das Schwitzen. Schlafen Sie unter einer leichten Decke. Beenden Sie den Tag mit angenehmen Dingen: Einem kurzen Spaziergang, einem guten Buch, entspannender Musik – was immer Ihnen hilft zur Ruhe zu kommen. Falls Ihnen trotzdem hartnäckig Gedanken durch den

Kopf gehen oder Sie allgemein zum Grübeln neigen, legen Sie sich Papier und Stift aufs Nachtkästchen und halten Sie Ihre Gedanken schriftlich fest. Wenn alles nicht hilft, wälzen Sie sich nicht stundenlang im Bett herum – stehen Sie auf und räumen Sie die Abstellkammer auf oder tun Sie sonst was SINNVOLLES.

T wie Trinken

Trinken Sie viel: etwa 1,5 bis 2 Liter am Tag. Damit beugen Sie auch Harnwegsbeschwerden vor, die infolge der dünner werdenden Schleimhaut auftreten können. Mineralwasser, Fruchtsaftschorlen, grüner Tee, Kräuter- und Früchtetees sind zu empfehlen. Wohltuend bei Wechseljahrsbeschwerden wirkt Tee aus einer Mischung von darauf abgestimmten Heilpflanzen (→ siehe Seite 33 ff.). In und auch schon vor den Wechseljahren ist es für die Osteoporose-Prophylaxe besonders wichtig, einen Bogen um die klassischen Kalziumräuber Kaffee, Cola und Alkohol zu machen oder möglichst sparsam damit umzugehen.

U wie Unsinn machen

Meist sind wir im Alltag viel zu ernst und zu gewissenhaft. Lachen befreit Geist und Seele, ist aber auch eine Wellnessdusche für die Körperzellen. Wer den Wechseljahrsbeschwerden auch eine komische Seite abgewinnen kann, der gewinnt an LEICHTIGKEIT und Lebensfreude. Unsinn machen lässt das kreative innere Kind zum Vorschein kommen. Es bringt uns die Lockerheit und den Enthusiasmus zurück, die wir nach unseren ersten »heißen Jahren« – nach der Pubertät – oft verspürt haben. Damals ging es darum, uns unseren Platz im Leben zu erobern, Dinge in Frage zu stellen, Ungewohntes zu denken und zu sagen. Das können wir auch jetzt, indem wir öfter herzhaft lachen, einfach mal Altvertrautes auf den Kopf stellen und uns damit eine Tür zur inneren Freiheit öffnen. Unsinn machen ist ein Ausflug aus dem immer gleichen Gedankenkarussell des Alltags, wo im Laufe unseres Lebens vieles in Routine erstarrt ist.

V wie Vitalität

Die Vitalität während der Wechseljahre pendelt aufgrund der Hormonumstellung zwischen heftigen Energieausbrüchen und plötzlichen Energieflauten. Doch diese Schwankungen sind Ausdruck der Energie, die in Ihnen ist. Und es gilt sie in Bahnen zu leiten, die gut für Sie sind. Setzen Sie die hoch fliegende Energie im Alltag für aktives Tun, Verwirklichen, Umsetzen von Ideen und die Arbeit am Wesentlichen ein – nutzen Sie das Runterkommen zum Entspannen, zum Loslassen und für Dinge, die wenig Aufmerksamkeit erfordern, die reine Routine sind. Lernen Sie die Welle zu »reiten«, surfen Sie mit Ihrer Energie: Bekämpfen Sie sie nicht, wenn Sie oben sind und treiben Sie sich innerlich auch nicht mit der Peitsche an, wenn Sie gerade unten sind. Unterstützen Sie die jeweilige Energiephase, die jeweils vorherrscht. Vertrauen Sie darauf, dass es richtig ist, was Ihr Körper Ihnen sagt.

W wie Wasser

Wasseranwendungen wie kalte Güsse, Wechselduschen und Wechselbäder helfen dem Gefäßsystem, mit Hitzewallungen besser zurechtzukommen. Regelmäßige kurz andauernde Behandlungen mit kaltem Wasser trainieren die Gefäße und fördern die Durchblutung. Die Steuerungszentren im Gehirn WERDEN STIMULIERT und damit die Körpertemperatur, die Durchblutung und der Stoffwechsel im gesamten Körper beeinflusst. Gut für den Kreislauf sind auch Saunagänge, sie stärken das Immunsystem und regen den Stoffwechsel an. Auch Kneippanwendungen haben sich bei Hitzewallungen bewährt, außerdem bei Kopfschmerzen, Einschlafproblemen und leichten Durchblutungsstörungen. Bitte beachten: Reife Haut braucht länger als jugendliche Haut um den empfindlichen Säureschutzmantel wieder aufzubauen. Deshalb den Körper nach jeder Wasserbehandlung gut eincremen oder einölen.

X wie XX-Chromosomen

Menschen mit zwei X-Chromosomen sind Frauen (XX) – und durchleben im Laufe der Zeit verschiedene Phasen ihres Frauseins: als werdende Frau, als gebärfähige Frau und als Frau jenseits der Gebärfähigkeit. Mit den Wechseljahren beginnt für Frauen eine Lebensphase, in der eine andere Art der SCHÖPFERKRAFT erwacht, wie die Beispiele vieler Dichterinnen, Denkerinnen, Künstlerinnen, Wissenschaftlerinnen sowie vieler nicht in der Öffentlichkeit stehender Frauen zeigen.

Y wie Yoga

Yoga ist eine gute Möglichkeit, Tiefenentspannung zu erlernen. Diese kann helfen, vegetative Beschwerden in den Wechseljahren zu lindern. Yoga unterstützt die Harmonisierung eines unausgewogenen Hormonhaushalts, wirkt beruhigend und aktiviert die eigenen Selbstheilungskräfte. Gerade in einer umfassenden Umbruchsphase wie den Wechseljahren werden die Körperentspannungs- und Atemübungen des Yoga als besonders wohltuend empfunden.

Z wie Zen-Meditation

Durch Zen-Meditation gewinnen Sie innerlich und äußerlich Abstand und entwickeln einen ruhig fließenden Atem: Setzen Sie sich aufrecht hin (gerader Rücken!) und konzentrieren Sie sich auf Ihre Atemzüge. Lassen Sie auftauchende Gedanken und Gefühle kommen und gehen. Nehmen Sie sie nur zur Kenntnis, bleiben Sie nicht an ihnen haften und kehren Sie zu Ihrem Atem zurück. Meditieren Sie regelmäßig, jeden Tag etwa eine Viertelstunde. Das schenkt Ihnen in Umbruchzeiten Ruhe und GELASSENHEIT sowie ein Bewusstsein dafür, dass wirklich alles kommt und geht – genau wie der Atem.

Nach den Wechseljahren – ein Ausblick

Wie die Wechseljahre und die Zeit danach erlebt werden, hängt stark vom eigenen Selbstbild und von der Lebenszufriedenheit ab. Der Körper reagiert auf sinnlich wahrgenommene äußere Reize. Emotionen wie Ärger, Wut, Aufregung oder Angst rufen Anpassungsreaktionen des Körpers mit vegetativen und hormonellen Auswirkungen hervor – ebenso beeinflussen Freude, Begeisterung, Gelassenheit und HUMOR das körperliche Geschehen.

> Es gibt keine größere Macht auf der Welt als die Macht der Lebensfreude einer Frau, die die Wechseljahre hinter sich hat.
>
> [Margaret Mead | *amerikanische Ethnologin*]

Ist die hormonelle Umstellung abgeschlossen, geht es vielen Frauen besser als vor den heißen Zeiten, wie unter anderem auch eine britische Lebensstil-Studie belegt, für die 200 Frauen zwischen 50 und 65 Jahren befragt wurden. Viele Frauen erleben demnach in der Zeit nach den Wechseljahren einen deutlichen Energiezuwachs. Drei Viertel der Teilnehmerinnen berichteten beispielsweise, ihre Gesundheit habe sich nach den Wechseljahren verbessert, sie hätten mehr Spaß am Leben und wären insgesamt glücklicher als früher. Viele gaben an, sich trotz des Endes ihrer Fruchtbarkeit körperlich und psychisch besser zu fühlen als in früheren Jahren. Etwa 93 Prozent der Frauen sagten, sie hätten seit dem Ende der oft schmerzhaften oder als unangenehm empfundenen Menstruationszyklen mehr Unabhängigkeit in allen Lebensbereichen, von der Arbeit bis zur Freizeit.

Wo stehe ich?
Und weiß ich, wo ich hin will?

→ Um in einer Umbruchsphase wie den Wechseljahren neue Wege für sich zu finden, müssen Sie erst einmal wissen, wo Sie gerade stehen. Durch den Blick zurück in die Vergangenheit erkennen Sie, was Sie an Ihren jetzigen Standort gebracht hat. Haben Sie Ihre Lebensmuster ausgemacht, ist es nur noch ein kleiner Schritt, Ihre eigentlichen oder neuen Ziele und Wünsche zu entdecken und Ihr Leben in ganz anderen Farben zu weben...

Was war
und was ist

Nicht Ihr jetziges Lebensalter, sondern was in Ihren Lebensjahren steckt, Ihre ganz persönliche Geschichte, hat Sie geprägt: Die vielen Erfahrungen, die Sie gemacht haben, all das, was Sie gedacht, gefühlt und getan haben. Es gab glückliche und unglückliche Zeiten, Spannendes und Langweiliges, ERFOLGE UND FEHLSCHLÄGE, Momente, die unglaublich intensiv waren und solche, in denen Sie sich eher wie eine Statistin in Ihrem eigenen Leben fühlten. Beeinflusst wurde Ihr Denken, Fühlen und Handeln natürlich auch stark von Ihrem jeweiligen Umfeld: dem Elternhaus, Freunden, Cliquen, Beziehungen, Partnerschaften. Von dem, was Sie gelernt haben, welcher Arbeit Sie nachgegangen sind, wo und wie Sie wohnten, was Ihren Alltag bestimmte. Sie haben gelacht, geliebt, gelitten. Und das alles eingebunden in die jeweilige »Großwetterlage«: Gesellschaft, politische Bewegungen, Kultur, Wissenschaft und Technik, Wirtschaft, Trends und Leitbilder, die allgemeinen Lebensverhältnisse. Der Fall der Berliner Mauer, ein Weltereignis, hatte zum Beispiel tiefgreifende Auswirkungen auf viele verschiedene gesellschaftliche Bereiche – bis hinein in die persönliche Biografie zahlreicher Menschen.

Besonders nachhaltig prägen sich die Weltereignisse und die gesellschaftliche Atmosphäre ein, die ein Mensch zwischen 15 und 25 erlebt. Gerade diese Zeit, so hat die Wissenschaft herausgefunden, prägt unsere Weltsicht, unsere Vorlieben und Abneigungen ganz erheblich. Mir persönlich fällt dazu ein: Die Frauenbewegung, die Rock- und Popkultur der 1970er Jahre, Jimi Hendrix, die Rolling Stones, Janis Joplin,

Anti-Atomkraft-Demonstrationen, die Farbe »Aubergine«, Fransenjacken und Maxiröcke. Unser Gedächtnis räumt diesen Jugend- und Erwachsenenjahren eine lebenslange Sonderrolle ein: Sogar im Alter erinnern sich Menschen an besonders viele Erlebnisse aus gerade jener Zeit. Biografieforscher sprechen von einer Art »Erinnerungshöcker«, der sich von den wesentlich blasseren Bildern aus der Kindheit und dem mittleren Erwachsenenalter deutlich abhebt.

Was war in dieser Altersspanne in Ihrem Leben los? Die ersten »Wechseljahre«, die der PUBERTÄT, lagen kurz hinter Ihnen oder Sie waren noch mittendrin. Auch das waren heiße Zeiten: Sie verabschiedeten sich vom Mädchen-Sein, wurden zur Frau. Sex begann eine große Rolle zu spielen, und Sie wollten schön und interessant sein, akzeptiert und gemocht werden – von den richtigen und wichtigen Leuten natürlich. Sie malten sich die Zukunft aus, wie Ihr weiterer Weg aussehen könnte: Ihre Ideen, Wünsche, Träume und Sehnsüchte kreisten um Ausbildung, Beruf, Freundschaften, Partnerschaft, Kinder. Alles war noch mit vielen Fragezeichen versehen, aber es herrschte Aufbruchstimmung. Sie orientierten sich an Ihren Vorbildern, an einer Gruppe, zu der Sie sich zugehörig fühlten und an deren Werte, Umgangsweisen und Rituale Sie sich anpassten. Sie wurden auch zur Sucherin, die das Bedürfnis hatte, den Sinn hinter all dem zu entdecken, was passierte. Heute geht man davon aus, dass wir uns bei der Entwicklung unserer Persönlichkeit unsere persönliche Lebensgeschichte sozusagen selbst stricken – wir erzählen uns selbst immer wieder unsere Geschichte und erfahren aus ihr, wer wir sind.

Diese Geschichte hat einen ROTEN FADEN und bestimmte Leitmotive, und sie wird immer wieder anders erzählt und um unsere hinzugewonnenen Erfahrungen bereichert. Nur mit Hilfe dieser sinnstiftenden Interpretationen des Geschehenen finden und verstehen wir unsere Identität und unseren Platz in der Welt.

Im Heute ankommen

Unsere Persönlichkeit zeigt sich in der typischen Art, wie wir uns verhalten – in unserem Temperament, aber auch in unseren Werten und Überzeugungen. Bis zum Alter von etwa zehn Jahren gilt die Persönlichkeit als gut formbar, und sie wird dann, wie schon erwähnt, von dem, was wir in den Jugend- und jungen Erwachsenenjahren erlebten, ganz entscheidend geprägt. Die Persönlichkeit der über 30-Jährigen schätzt man dann als relativ stabil ein. Verwandeln wir uns nun in Roboter, die nur noch inneren Programmen gehorchen? So ist es nicht. Vielmehr kommt es zu einem Phänomen, das die Entwicklungspsychologin Ursula Staudinger und ihre Kollegen als »heterotypische Kontinuität« bezeichnen, was heißt: Die Tonart unseres Verhaltens bleibt ein Leben lang ähnlich, aber die Stücke, die gespielt werden, ändern sich im Laufe der Zeit... Welche Stücke gespielt werden, das können wir entscheiden. Wir kreieren sozusagen unsere EIGENE INNERE HITPARADE.

Man kann auch sagen, jeder Tag fügt einen Faden zum Teppich unseres Lebens hinzu – keine Erfahrung ist vergebens oder verkehrt gewesen. Im Lebensteppich hat jeder Faden seine Bedeutung. So wie Teppiche ganz unterschiedliche Farben und Muster besitzen, so bilden auch im Leben die Farben unseres Leitmotivs sowie unserer Werte und Überzeugungen zusammen mit den Mustern unserer Handlungen ein ganzes (Lebens-)Werk. Die Wechseljahre sind ein guter Zeitpunkt, um innezuhalten und den eigenen Lebensteppich zu betrachten: Wenn Sie sich vorstellen, dass Sie ihn wie ein Mandala vom Zentrum nach außen geknüpft haben, dann fragen Sie sich jetzt einmal, in welchen Farben und Mustern Sie ihn weiterknüpfen wollen...

Neue Wege finden

Lebensverlaufsforscher arbeiten mit Modellen, die jeder Phase unseres Lebens bestimmte Ziele oder Entwicklungsaufgaben zuordnen. Übergangsphasen wie die Pubertät, aber auch die Wechseljahre sind dabei besonders turbulent und oft auch mit Spannung, Angst und Selbstzweifeln verbunden. Alte, wohlbekannte Konflikte tauchen wieder auf. Sie wissen vielleicht schon gut, was Sie nicht mehr wollen, aber noch nicht, was künftig für Sie im Vordergrund stehen soll.

Wechseljahre heißt auch: Blickwechsel. Im Spiegel sieht Ihnen eine reife Frau entgegen, und Sie fragen sich erstaunt, wohin die junge Erwachsene entschwunden ist. Vielleicht beginnen Sie jetzt stärker mit Ihrem AUSSEHEN zu hadern – machen sich viel mehr Gedanken über »Problemzonen«, »Idealgewicht« und »Krähenfüße«. Immer noch hängt in unserer Gesellschaft – vor allem für Frauen – die soziale Anerkennung stark mit ihrem Aussehen zusammen. Es wird ihnen vermittelt, dass sie erst »anders« werden müssen, um sich gut zu fühlen.

In den Wechseljahren geht es nicht nur darum, sich mit den körperlichen Veränderungen anzufreunden. Es gilt auch Abschied zu nehmen: von manchen IDEEN, Plänen und Vorstellungen. Einige davon, das wird Ihnen jetzt klar, lassen sich so, wie Sie es sich gedacht hatten, nicht mehr verwirklichen. Aus manchem ist auch schlicht und ergreifend »die Luft raus«. Dass Sie unter dem Druck von bestimmten Lebensereignissen ganz andere Wege als die geplanten haben einschlagen müssen, heißt, dass das jetzt Erreichte vielleicht mit dem einst Erhofften wenig gemein hat. Daraus kann eine gewisse Unzufriedenheit erwachsen, der Sie auf den Grund gehen sollten. Was verbirgt sich genau dahinter? Stellen Sie ehrgeizige Forderungen an sich selbst kritisch infrage. Vor allem auch solche, an denen Sie sich immer wieder scheitern sehen. Liegt es am Ziel selbst? Liegt es an der Art und Weise, wie Sie versuchen, dem Ziel näher zu kommen, an der STRATEGIE?

Oder tanzen Sie immer noch nach alten Anweisungen aus Ihrer Kindheit, die Sie so verinnerlicht haben, dass Sie sich jetzt selbst ständig mit ihnen ermahnen: »Beeil dich! Sei gut! Sei besser! Streng dich an! Sei nett! Sei brav! Nerv nicht!« Wäre es nicht an der Zeit, einmal kritisch zu prüfen, was davon für Sie heute noch GÜLTIGKEIT hat und was nicht? Selbst zu bestimmen, was Sie davon behalten wollen und was Sie getrost auf den Müll werfen können?

Sie können nichts nachholen…

… aber Sie können sich neu orientieren. Die Wechseljahre sind für jede Frau nicht nur im körperlichen und innerlichen Erleben, sondern auch in der Außenwelt mit ganz unterschiedlichen Herausforderungen verbunden. So kann es im Job schwierig werden, auf eine Fortbildung zu pochen, weil der Chef oder die Chefin nicht bereit sind, in Arbeitnehmerinnen über 45 »zu investieren«. Manche Beziehung scheitert, oder es geht darum, sie auf eine NEUE BASIS zu stellen. In die Lebensmitte fallen bemerkenswert viele Trennungen. Zum überwiegenden Teil geht der Impuls dazu von der Frau aus. Aber auch von den Frauen, die von ihren Partnern verlassen wurden, sagen etliche nach einiger Zeit, es sei das Beste gewesen, was ihnen habe passieren können. Wenn die Kinder aus dem Haus gehen, scheint es, als könnten Frauen nun viel Zeit auf die eigene Weiterentwicklung verwenden. Doch vielleicht wird jetzt ein Elternteil krank oder pflegebedürftig und braucht Zuwendung. Frauen beschleicht dann oft das Gefühl, dass »ihre Zeit« eigentlich nie so richtig gekommen ist.

Das kann zu Trauer und zu Selbstvorwürfen führen: Mit »Hätte ich doch…«, »Wäre ich doch…« werfen sie sich vor, dieses und jenes falsch gemacht oder Gelegenheiten nicht wahrgenommen zu haben. Natürlich lässt sich vieles nicht 1:1 nachholen, was in der ersten Lebenshälfte versäumt wurde. Niemand wird mehr aus dem Stand heraus olympiareife Sprinterin, Primaballerina oder Konzertpianistin. Doch Laufen, Tanzen und Klavierspielen sind ja auch mit weniger hochfliegenden Zielen möglich. Vielleicht möchte sich hier tatsächlich noch das eine oder andere ausdrücken, was bisher nicht verwirklicht werden konnte. Die Übungen auf den folgenden Seiten helfen Ihnen dabei, aus dem »Damals« Ihr Lebensthema herauszufiltern, sich klar zu machen, was Sie wirklich FASZINIERT UND BEGEISTERT hat und es letztlich heute immer noch tut. Sie unterstützen Sie dabei, Wege zu finden, Ihren tiefsten Wünschen mit Ihren Stärken und Ihrer Lebenserfahrung Ausdruck zu geben. Sie werden sehen, das kann ungeahnte Energien freisetzen.

Erfahrungsbericht

Bärbel findet ihren Weg

Bärbel liebt Kinder und wollte eigentlich Kinderärztin werden. Doch da war der heimische Betrieb, ein kleiner Gasthof, den Eltern und Großeltern aufgebaut hatten. Bärbel war das einzige in Frage kommende Familienmitglied, das dieses Unternejmen weiterführen konnte. So besuchte sie die Hotelfachschule und verwandelte mit Klugheit und wachsenden Erfahrungen den Gasthof schließlich in ein renommiertes Seminarhotel. Als Bärbel dann mit vielen Freunden und Gästen ihren 50. Geburtstag feierte, dachte sie mit Wehmut daran, dass ihre beiden Söhne keinerlei Ambitionen in Richtung Hotellerie zeigten. Sie zweifelte nicht am Wert ihrer eigenen Arbeit, wohl aber an der Zukunft. Wozu das alles, wenn Lukas und Erik ganz andere Wege einschlugen? Immer öfter erinnerte sie sich an ihre früheren Lebensträume. Sollte sie jetzt mit einem Medizinstudium beginnen? Das war es ganz entschieden nicht. Nachdem sie viele Ideen untersucht und wieder verworfen hatte, hatte sie den Einfall, Kinder beim Lernen zu unterstützen. Bärbel hat ihr Seminarhotel verpachtet und macht gerade eine Ausbildung als psychologische Beraterin.

Persönliche Standortbestimmung

Mit den folgenden Übungen machen Sie sich ein Bild von Ihrer jetzigen Ausgangssituation, lernen die positiven und negativen Aspekte Ihres bisherigen Lebens kennen und entwickeln neue Ziele.

ÜBUNG

Rückblick auf die eigene Biografie

→ Gönnen Sie sich zum Rekapitulieren Ihrer Biografie Zeit. Machen Sie Termine mit sich selbst aus, an denen Sie Stück für Stück Ihre Biografie darstellen. Wählen Sie dabei eine Form, die Ihnen am besten liegt: Das kann eine Geschichte sein oder eine Liste, Sie können sich auch auf Stichworte beschränken oder Karteikarten verwenden, oder, oder… Gehen Sie so vor, wie es für Sie stimmig ist.

Stellen Sie dabei die Ereignisse heraus, die in Ihrem Leben besonders bedeutsam waren: Diese können mit einem Rollenwechsel und der Änderung der Lebensumstände verbunden gewesen sein wie etwa Einschulung, Schulwechsel, Ausbildung und Ähnliches, aber auch die erste Menstruation, die erste Liebe, wichtige Beziehungen, die Geburt eines Kindes, der Abbruch einer Schwangerschaft, familiäre Ereignisse. Listen Sie alles vollständig und chronologisch auf.

Sehen Sie sich auch alte Fotos an, hören Sie, wenn möglich, in Musik aus Ihren verschiedenen Lebensaltern hinein und schreiben Sie auf, was Ihnen dazu einfällt. Genauso wichtig wie äußere Ereignisse sind die Gefühle und das Körpergeschehen, die Sie damit verbinden.

ÜBUNG

Ihr persönlicher Lebensteppich

→ Alle Formen von beeindruckenden Erfahrungen und die damit verbundenen emotionalen und körperlichen Reaktionen hinterlassen Spuren. In ähnlichen Situationen kann es sein, dass Sie automatisch genauso reagieren wie damals. Indem Sie sich prägender Ereignisse bewusst werden, sie im Überblick und in ihrer Abfolge sehen, können Sie Muster entdecken, die Ihnen vorher nicht bewusst waren. Stellen Sie dazu alle wichtigen Ereignisse Ihres Lebens in einem persönlichen Lebensteppich zusammen. Verwenden Sie für jeden der folgenden fünf Lebensbereiche ein eigenes Blatt Papier und notieren Sie zu jeder einschneidenden Begebenheit Lebensalter und Jahreszahl.

1. Körperliche Geschichte

Notieren Sie hier alle wichtigen Geschehnisse in Bezug auf Ihre Gesundheit: Wachstumsschübe, Kinderkrankheiten, die erste Menstruation, Schwangerschaften, Geburten. Aber auch Operationen, Gewichts- oder andere körperliche Veränderungen, Allergien, Phasen völliger Gesundheit gehören in die Biografie Ihres Körpers.

2. Emotionale Geschichte

Schreiben Sie auf, wann bestimmte Gemütslagen in Ihrem Leben im Vordergrund standen. Erinnern Sie sich daran, in welchen Phasen Ihres Lebens Sie vorwiegend glücklich, optimistisch und fröhlich waren – und in welchen Sie sich eher verärgert, gestresst und depressiv gefühlt haben. Notieren Sie sich diese Zeiträume einzeln und schreiben Sie jeweils dazu, welche Anlässe und Gründe es dafür gab.

3. Persönliche High- und Lowlights:

Listen Sie auf diesem Blatt Ihre Verdienste und Erfolge sowie die Dinge auf, bei denen Sie kräftig danebengelangt haben. Beschreiben Sie zunächst das, was Sie dank Ihres eigenen Einsatzes erreicht haben – positiv wie negativ! Notieren Sie dann auch positive und negative Ereignisse, für die Sie nicht verantwortlich waren. Denken Sie an Unterricht und Ausbildung, Schul- und Universitätsabschlüsse, Umzüge, Auszeichnungen, Beförderungen, Arbeitsplatzwechsel, Entlassungen, Projekte, die Sie erfolgreich realisiert und solche, die Sie in den Sand gesetzt haben und so weiter. Das Augenmerk liegt hier auf Veränderungen, die Ihr Leben beeinflusst haben.

4. Zwischenmenschliche Ereignisse

Dieses Blatt ist allen wichtigen Erlebnissen im Bereich menschlicher Beziehungen in Ihrem Leben vorbehalten: die Geburt einer Schwester oder eines Bruders, Beginn und Ende von Freundschaften, feste Partnerschaften, Heirat, Geburten eigener Kinder, Sterbefälle...

5. Historische Ereignisse

Listen Sie alle geschichtlichen Ereignisse in der Welt, in Deutschland, in Ihrem Wohnort auf, die im Laufe Ihres Lebens Eindruck auf Sie gemacht haben. Sie können Einfluss auf Ihr eigenes Leben gehabt haben und/oder Ihnen helfen, die Erinnerung an die Atmosphäre dieser Jahre wieder wachzurufen (Kriege, die erste Mondlandung, Protestdemonstrationen und so weiter).

Wenn Sie zu jedem Bereich in Ihrem persönlichen Lebensteppich etwas notiert haben, dann springen Sie einfach einmal ein wenig zwischen den verschiedenen Notizen hin und her. Was war hier, was war da? Diese »Quer-Schau« lädt Sie dazu ein, Ihren Blick zu weiten und nachzuforschen, welche Verbindungen und Zusammenhänge Ihnen auffallen. Kann sein, dass Sie eine Verbindung zwischen ruhigen und hektischen Perioden und Ihren Beziehungen entdecken. Oder Sie erkennen, welche POSITIVEN AUSWIRKUNGEN Situationen hatten oder noch haben, die Sie anfangs als negativ beurteilten. Anhand des persönlichen Lebensteppichs kann Ihnen auch klar werden, wie Sie mit Ihrer Energie umgegangen sind und welche Impulse jeweils Veränderungen vorausgingen. Mit dieser Übung können Sie sich selbst auf die Spur kommen, Zusammenhänge deutlicher sehen und Muster in Ihrem Lebensteppich ausmachen. Sie erlaubt Ihnen, Ihre Lernerfolge zu erkennen, die mit den Jahren gewachsene Lebenserfahrung, aber sie kreist auch Bereiche ein, in denen Sie mit Ihren Reaktionsmustern persönlich unzufrieden sind und eine Veränderung noch aussteht.

Vom Gestern ins Heute

Nachdem Sie sich ausgiebig mit der Vergangenheit beschäftigt haben, führt Sie die nächste Übung in die Gegenwart. Mit einem Eigeninterview beleuchten Sie Ihre aktuelle Situation und werfen einen Blick auf kommende Lebensphasen. Sie fassen das in Worte, was Ihre Identität, Ihr Selbstverständnis ausmacht und Sie so unverwechselbar werden lässt – Sie erstellen ein Profil Ihrer Persönlichkeit. Dabei erhalten Sie Hinweise auf – noch ungenutzte – ENERGIEQUELLEN, Ihren inneren Reichtum, Ihre Talente, Fähigkeiten und Wünsche. Sie werden auch herausfinden, was für Sie eher sekundär ist und was Sie gerne anders haben möchten. Halten Sie Ihre Antworten auf die folgenden Fragen schriftlich fest.

ÜBUNG

Ich über mich – Eigeninterview mit Aha-Erlebnissen

- → Wie würden Sie sich jemandem beschreiben, der Sie nicht kennt?
- → Worauf sind Sie in Ihrem Leben richtig stolz – und warum?
- → Fühlen Sie sich in der für Sie richtigen Weise gefordert? Oder vielleicht über- oder unterfordert?
- → Welche verschiedenen Rollen haben Sie im Moment in Ihrem Leben inne?
- → Welche dieser Rollen mögen Sie, welche nicht so sehr?
- → Wenn eine gute Fee vorbeikäme und sagte, Sie hätten drei Wünsche frei – was würden Sie ihr antworten?
- → Was wollten Sie, als Sie 15 waren?
- → Was geht Ihnen leicht von der Hand?
- → Was können Sie besonders gut?
- → Wofür werden Sie von anderen anerkannt und wertgeschätzt?
- → Zu welchen Themen werden Sie um Rat gefragt?
- → Was macht Ihnen Angst, was ärgert Sie?
- → Was mögen Sie an sich – und was mögen Sie nicht?
- → Wo sehen Sie die Grenzen Ihrer gegenwärtigen Fähigkeiten?
- → Was würden Sie tun, wenn es diese Grenzen nicht gäbe?
- → Was möchten Sie lernen? In welchen Bereichen möchten Sie Ihr Wissen und Können erweitern?
- → Was schenkt Ihnen Energie und Lebensfreude, was sind Ihre »Sonnenseiten«?
- → Wie sehen die »Schattenseiten« in Ihrem Leben aus?
- → Wie entwickelt sich Ihr berufliches und Ihr privates Umfeld? Geschehen gerade Veränderungen oder stehen welche bevor?
- → Die drei Dinge, die Sie am allerliebsten machen, sind …

ÜBUNG

Plus-Minus-Analyse

Mit der Plus-Minus-Analyse finden Sie heraus, was in Ihrem Leben mehr und was weniger Raum bekommen soll. Schreiben Sie zunächst auf, was Sie im Eigeninterview als Plus- und als Minuspunkte erkannt haben. Denken Sie genau nach. Notieren Sie auch, warum für Sie eine Sache positiv oder negativ ist.

Mögliche Pluspunkte:

→ Dinge oder Personen, die Sie lieben oder sehr gerne mögen
→ Vorlieben, die Sie haben, und Dinge, die Sie gerne tun
→ Erfolge
→ Gedanken, die Ihnen Freude machen
→ Dinge, für die Sie dankbar sind
→ Situationen, in denen Sie sich als selbstbestimmt erleben
→ Dinge, die Ihnen wichtig sind
→ Alles, über das Sie lachen und sich freuen können
→ Dinge, die Sie erfüllen und glücklich machen

Mögliche Minuspunkte:

→ Dinge, die Sie nicht gerne tun, aber trotzdem tun müssen
→ Sachen, über die Sie sich immer wieder ärgern
→ Dinge, mit denen Sie nicht klarkommen
→ Probleme und Konflikte
→ Langweiliges und Schmerzvolles
→ Alles, was Ihnen negativen Stress bereitet
→ Das, was Sie traurig oder wütend macht
→ Personen, mit denen Sie immer wieder aneinander geraten

→ Legen Sie nun eine Liste mit zwei Spalten an. In die erste Spalte schreiben Sie alles, was Sie stört, was Sie nicht mehr sein, haben und machen wollen. In der zweiten Spalte stehen alle Dinge, die Sie positiv sehen, die Ihnen gute Gefühle vermitteln, alles, was Sie gerne sein, haben und machen wollen.

Was stört	Was begeistert, anspornt und beglückt
alles, was Sie nicht mehr sein, haben oder machen wollen	alles, was künftig mehr Raum in Ihrem Leben einnehmen soll

→ Ordnen Sie anschließend Ihre Plus- und Minuspunkte nach der Wichtigkeit, die sie für Sie ganz persönlich haben. So bekommen Sie einen bewussten Überblick darüber, welche Dinge für Sie besonders schön und welche besonders nachteilig, übel oder lästig sind. Legen Sie dazu zwei Top-Drei-Listen an: Bringen Sie die Minuspunkte, die Sie als Erstes loswerden wollen, unter der Überschrift »Weg von« in eine Reihenfolge von 1–3. Ihre Pluspunkte, das, was Sie ausbauen wollen, sortieren Sie von 1–3 unter »Hin zu«.

»Weg von«:

1 _____
2 _____
3 _____

»Hin zu«:

1 _____
2 _____
3 _____

→ Von Ihren Top-Drei-Listen leiten Sie nun Ihre Ziele ab: Räumen Sie den obersten Pluspunkten auf Ihrer Liste in Ihrem Leben mehr Platz ein, den obersten Minuspunkten hingegen weniger. Finden Sie kreative Wege, sich mehr mit dem zu beschäftigen, was Sie sich wünschen, und auf das zu verzichten, was Sie in Ihrer Selbstentfaltung und Ihrem Ausdruck hindert.

Definieren Sie Ihre
Wünsche, Träume und Ziele neu!

Warum gibt es Menschen, denen es anscheinend an nichts zu fehlen scheint und die trotzdem mit ihrem Leben hadern? Warum sind umgekehrt manche Menschen glücklich und zufrieden, obwohl sie ein recht anstrengendes Leben führen? Die Zufriedenen scheuen weder Einsatz noch Mühe, weil sie sich mit sich und ihren Werten IM EINKLANG fühlen. Sie lassen sich von ihren persönlichen Ideen und Zielen leiten, die sie aus ihrer Vorstellung vom richtigen Leben entwickeln. Den Unzufriedenen ist dagegen oft alles zu viel, weil sie nicht nach eigenen Ideen und Wünschen leben, keine eigenen Werte für sich selbst definieren.

Nach eigenen Werten leben

Befinden Sie sich im Einklang mit sich und Ihren Werten, dann verfügen Sie naturgemäß einfach über mehr Energie und Lebensfreude. Ihren eigenen Standort und die für Sie stimmige Richtung zu kennen hat eine ganze Reihe Vorteile: Es erleichtert Ihnen Entscheidungen zu treffen und hilft dabei herauszufinden, welche Menschen, Situationen und Dinge für Ihre Weiterentwicklung wichtig und förderlich sind und welche nicht. Es erlaubt Ihnen, sich sehr klar darüber zu sein, wo und gegenüber wem Sie künftig Grenzen setzen wollen und müssen. Dadurch fühlen Sie sich im Reinen mit sich, sind ausgeglichen und erleben ein starkes Gefühl von INNEREM FRIEDEN.

Werfen Sie jetzt noch einmal einen Blick auf Ihre Plus-Minus-Analyse. Fragen Sie sich ganz ehrlich: Stehen auf der Liste auch Ziele, die Sie eher »haben sollten«, die sie aber gar nicht wirklich wollen? Trennen Sie sich von all den Zielen, die nicht wirklich Ihre sind!

Klare Ziele durch das SMART-Prinzip

Damit Ihre Ziele aus der Plus-Minus-Analyse nicht im luftleeren Raum verpuffen, sondern zu Ergebnissen führen, sollten Sie bei jedem einzelnen das SMART-Prinzip anwenden. Führen Sie es schriftlich durch, so bekommen Ihre Ziele für Sie eine höhere Verbindlichkeit:

S = SIMPLE = Formulieren Sie das Ziel einfach, knapp und genau. Verwenden Sie keine langen Sätze und keinen komplizierten Satzbau. Ein Beispiel für ein so formuliertes Ziel: Ich richte in einem Raum meiner Wohnung ein Büro für mich ein.

M = MESSBAR = Sie müssen messen können, ob und wann Sie Ihr Ziel tatsächlich erreicht haben beziehungsweise ob Sie auf dem Weg dahin weitergekommen sind. Bezogen auf unser Büro-Beispiel hieße das: Listen Sie alles auf, was Sie benötigen, damit Ihr Ziel »ein eigenes Büro« Realität wird. Vielleicht müssen Sie entrümpeln, Wandfarbe kaufen, Büromöbel und -geräte anschaffen. Erstellen Sie aus der Auflistung einen »Fahrplan«: Notieren Sie, was Sie als Erstes, Zweites, Drittes und so weiter tun wollen. Dabei ist es hilfreich, die einzelnen Schritte auf Karteikarten zu schreiben. Lehnen Sie diese dann an eine feste Rückwand, wobei der erste Aktionsschritt ganz vorn steht. Haben Sie den ersten Punkt erledigt, klappen Sie die entsprechende Karte um. Dadurch wird die zweite Karte, anschließend die dritte und so weiter aufgedeckt. Mit dieser Methode können Sie jederzeit »messen«, wo Sie auf dem Weg zu Ihrem Ziel gerade stehen.

A = ATTRAKTIV = Das Ziel muss für Sie selbst reizvoll sein. Wenn Sie sich vorstellen, Ihr Ziel erreicht zu haben, und dann Freude und/oder Zufriedenheit verspüren, dann ist es goldrichtig. Verspüren Sie aber eher ein Gefühl wie, »Naja, dann hake ich das halt auch ab«, dann besitzt das ausgewählte Ziel entschieden zu wenig Anziehungskraft für Sie. Wenn Sie zum Beispiel Ihrem neuen Büro mit Vorfreude und großer Erwartung entgegenfiebern, dann verleiht Ihnen das die notwendige Schubkraft, die erforderlichen Schritte zu tun.

R = REALISIERBAR = Das Ziel muss für Sie erreichbar sein. Sie sollten es mit dem, was Sie wissen und können und was Sie sich zutrauen, erreichen. Für die Umsetzung einiger Ziele brauchen Sie vielleicht zusätzliche Informationen, neue Kenntnisse und Fähigkeiten oder müssen Unterstützung, zum Beispiel durch Beratung oder Coaching, suchen. Das ist völlig in Ordnung. Hinsichtlich unseres Beispiels hieße das: Was können Sie selbst verwirklichen, wobei brauchen Sie eventuell Hilfe? Streichen Sie die Wände der Büroräume selbst oder engagieren Sie einen Malermeister? Konfigurieren Sie den neuen Computer selbst oder suchen Sie sich dafür einen Profi?

T = TERMINIERT = Setzen Sie sich einen Endtermin, an dem Sie Ihr Ziel erreicht haben wollen. Bemessen Sie diesen Zeitpunkt nicht zu knapp. Auf unser Büro-Beispiel angewandt: Schätzen Sie für jeden Schritt den ungefähren Zeitaufwand ein und verfahren Sie dabei eher großzügig. Aus dieser Einschätzung der einzelnen Schritte formulieren Sie dann einen Endtermin, zum Beispiel »Am 25. Juli ziehe ich in mein neues Büro ein.« Genießen Sie jeden einzelnen Teilerfolg auf dem Weg zu Ihrem Ziel. Und: Wenn Sie Ihr Ziel so vielleicht eher als eingeschätzt erreicht haben, werden Sie sich richtig gut fühlen. Dagegen kann es sehr deprimierend sein, einen eigenen zu engen Zeitrahmen nicht einhalten zu können.

Und bitte: Am Ende sollten Sie aus Ihrer Plus-Minus-Analyse höchstens sechs Ziele ausgewählt haben – drei Minus- und drei Pluspunkte, die für Sie momentan im Vordergrund stehen. Auf diese wenden Sie dann die SMART-Kriterien an, sodass am Ende Ihre Ziele einfach, knapp und präzise formuliert sind und Sie den genauen Weg zum Ziel kennen. Bei Zielen aus der Abteilung »Weg von« finden Sie entsprechend den SMART-Kriterien positive Formulierungen. Wenn Sie wissen, was Sie nicht mehr wollen – was wollen Sie stattdessen?

Bewahren Sie Ihre Plus-Minus-Liste auf. Sehen Sie sie sich nach einiger Zeit, vielleicht nach einem Jahr, noch einmal an. Wo stehen Sie jetzt? Was hat sich geändert? Entscheiden Sie dann neu, was nun die wichtigsten Ziele sind, die Sie angehen wollen.

ÜBUNG

Zielbewusstsein stärken

1 Setzen oder legen Sie sich bequem hin und legen Sie Ihre Hände locker auf Ihren Bauch. Atmen Sie aus. Atmen Sie dann tief und entspannt ein. Spüren Sie, wie der Atem in Sie hinein- und wieder aus Ihnen hinausströmt.

2 Stellen Sie sich vor, wie mit dem Atem ein kleiner Energieball in Ihrer Körpermitte entsteht. Mit jedem neuen Atemzug wird er ein wenig größer. Ein starkes, warmes Gefühl entsteht im Bauch und Brustraum, und mit jedem Atemzug nehmen Ihre Lebenskraft und Ihre Energie deutlich zu.

3 Dann sagen Sie mehrfach zu sich selbst: »Ich kann mein Ziel erreichen. Ich kann mich auf das verlassen, was ich bin, weiß und kann. Ich schaffe das.«

4 Atmen Sie ganz ruhig und tief weiter, fühlen Sie die Energie, die Sie durchströmt. Genießen Sie es.

5 Machen Sie sich bewusst: Diese Energie und dieses Wohlgefühl werden auch im Alltag da sein, wenn Sie sie brauchen. Sagen Sie zu sich selbst: »So wird es sein.« Anschließend räkeln Sie sich und drücken Sie sich selbst die Hand.

Die Macht der inneren Haltung

3

→ Ihre Einstellung zu sich selbst, zu den Menschen in Ihrer Umgebung, zu den Wechseljahren und zum Älterwerden beeinflusst nicht nur Ihr Denken. Sie hat auch Auswirkungen auf Ihre Gefühle und auf das, was in Ihrem Körper geschieht. Die innere Haltung ist eine mächtige Kraft. Sie können sie gezielt nutzen, um Ihren Körper in der Übergangszeit der Wechseljahre zu unterstützen.

Gedanken, Gefühle und das Immunsystem

Zwischen Gedanken, Gefühlen und Immunsystem besteht eine enge Wechselwirkung. Ein Impuls, der von den Nervenzellen übertragen wird, transportiert gleichzeitig immer auch das mit, was Sie in diesem Moment empfinden – sei es Freude, Stress, Trauer, Zorn, Liebe, sexuelle Erregung und so weiter.

Ärger, Stress und Depressionen schwächen das Immunsystem – umgekehrt drückt ein geschwächtes Immunsystem auf die Stimmung. Andersherum funktioniert es genauso: Eine optimistische Haltung und gute Laune fördern Gesundheit und Wohlbefinden. Und wer gesund ist und sich wohlfühlt, kommt leichter IN EINE GUTE STIMMUNG. Das sind Wechselbeziehungen, die sich gegenseitig verstärken. Wie jemand zu sich steht und sich selbst sowie das beurteilt, was er gerade wahrnimmt, beeinflusst das körperliche und seelische Wohlbefinden.

Wie das Denken auf den Körper wirkt

Wie unmittelbar Gedanken körperliche Reaktionen auslösen, können Sie leicht selbst testen: Denken Sie an jemanden, den Sie nicht leiden können, oder an eine unangenehme Situation – und sofort werden Sie spüren, wie sich Ihre Muskeln anspannen. Erinnern Sie sich nun an etwas Schönes – Ihr Körper entspannt sich und Sie fühlen sich gut.

Ein weiteres einfaches Alltagsbeispiel zeigt ebenfalls, wie stark der Zusammenhang zwischen innerer Haltung und körperlichen Reaktionen ist: Stellen Sie sich vor, Sie wälzen schon lang ein Problem und finden keine Lösung. Vielmehr wandern Ihre Gedanken im Kreis umher. Wahrscheinlich fühlen Sie sich in einem solchen Zustand nicht besonders wohl, sind eher bedrückt, müde und haben wenig Antrieb. Kommt noch Zeitdruck hinzu – Sie sind gezwungen in wenigen Tagen eine Lösung parat zu haben oder eine Entscheidung zu treffen –, wird die Lage kritisch. Ein Gefühl der Hilflosigkeit entsteht, wodurch Stresshormone ausgeschüttet und die Energiebahnen blockiert werden. Sie sind gereizt und unzufrieden, nichts geht mehr. Doch plötzlich, morgens unter der Dusche, während Sie an etwas völlig anderes denken, steht Ihnen die Lösung glasklar vor Augen. Alle Beschwerden sind wie weggeblasen. Ihr STIMMUNGSBAROMETER steigt und Sie könnten Bäume ausreißen – oder zehn neue einpflanzen. Durch das intensive Gefühl der Freude und der Erleichterung wurden Glückshormone ausgeschüttet, die die Stresshormone wieder abbauen. Ein schlagartiger Wandel setzte ein – aber wodurch?

Immunsystem und Neuropeptide

Die Psychoneuroimmunologie (PNI) beschäftigt sich mit den Wechselwirkungen von Psyche (Psycho-), Nervensystem (Neuro-) und Immunsystem (-Immunologie).

Wir besitzen die Fähigkeit, durch unsere Gedanken, Gefühle und Handlungen biochemische und physiologische Vorgänge in uns selbst zu beeinflussen. Bezogen auf unser Immunsystem heißt das, dass wir die Wahl haben es bewusst oder unbewusst zu stärken oder zu schwächen. Eine große Rolle bei diesem Prozess spielen die Neurotransmitter. Bislang kennen die Forscher etwa 70 dieser wichtigen Botenstoffe. Sie dienen sozusagen als Sprache, in der Gehirn und Immunsystem sich miteinander verständigen. Die Wissenschaftler wissen, dass diese Abläufe einer vielseitigen Kommunikation in einem äußerst komplexen Netzwerk entsprechen: einem Zusammenspiel zwischen Immun-,

Nerven- und Hormonsystem, das erst in seinen Grundstrukturen erforscht ist. Schaltstellen der Regelkreise sind das Gehirn mit der Hirnanhangdrüse (Hypophyse), die Nebennieren und die Immunzellen selbst. Da die Immunzellen auch Hormone herstellen und Rezeptoren für Hormone besitzen, betrachtet man heute das Immunsystem als Teil des Hormonsystems. Alle Neurotransmitter weisen die gleiche Grundstruktur auf: Sie sind Peptide.

Die eigentliche revolutionäre Entdeckung der Molekularbiologen ist, dass Peptide nicht nur von Gehirn, Hormon- oder Immunsystem produziert werden, sondern auch von Organen wie dem Herzen, dem Magen, den Nieren, dem Darm und so weiter. Die bisher in der Medizin übliche Aufteilung des Menschen in getrennte Systeme wird damit fragwürdig. Auf der Ebene der Peptide hat tatsächlich alles mit allem zu tun, ist alles mit allem verbunden. Das Wort »Bauchgefühl« erhält so eine neue Bedeutung: Unsere Gefühle können wirklich, wie der Volksmund sagt, IM BAUCH entstehen. Und: Jedes Peptid wird in zwei Richtungen wirksam, so wie eine Telefonleitung zwei Anschlüsse miteinander verbindet. So kann beispielsweise ein Peptid im Körper das Erröten beeinflussen und gleichzeitig auf der psychischen Ebene das Gefühl von Scham.

Was sind die Konsequenzen aus diesen Erkenntnissen? Ein Körper, der fühlt und denkt, und ein Gehirn, das ganz direkt Einfluss auf den Körper nimmt, und dass es ständig gleichzeitig eine Vielfalt gegenseitiger Verbindungen zwischen Körperzellen, Nervenzellen und Immunzellen gibt, das ist eine Herausforderung für unsere Definitionen von Gesund- und Kranksein.

Alles, was Sie wahrnehmen, und vor allem wie, in welcher inneren Haltung Sie es wahrnehmen, beeinflusst Sie. Wie Sie das Wahrgenommene bewerten, wirkt sich wiederum auf Ihr körperliches Geschehen aus genauso wie auf die Entscheidungen, die Sie daraufhin treffen. Um die enge Verknüpfung von Denken, Fühlen und Wohlbefinden zu wissen, schafft bereits ein tieferes (Selbst-) Bewusstsein: Sie wissen dann, dass es letztlich Ihnen selbst überlassen bleibt, ob Sie eine Situation POSITIV oder negativ interpretieren.

> **Erfahrung** ist nicht das, was einem **zustößt**. Erfahrung ist das, was man aus dem **macht**, was einem zustößt.
>
> [Aldous Leonard Huxley | *Schriftsteller (1894–1963)*]

Ein Beispiel dazu: Auf einer Party unterhalten sich einige Männer, die alle schon deutlich über 50 sind, über Frauen, und einer von ihnen sagt: »Also ich, ich steh auf junge Frauen. Frauen über 40 sind einfach nicht mehr interessant.« Das hören zwei Frauen, beide Mitte 40. In ihnen laufen ganz unterschiedliche »Filme« ab. Die eine denkt: »Klar, ich bin nicht mehr interessant. Heute Morgen sah ich ja auch im Spiegel richtig alt aus.« Sie findet ihre Befürchtungen bestätigt und fühlt sich niedergeschlagen und schlapp. Kurz darauf verlässt sie die Party. Die andere Frau denkt: »Na, das ist mir vielleicht einer. So viel Borniertheit auf einen Haufen!« Sie hebt ihr Glas, prostet dem Sprecher zu und sagt: »Stimmt, ältere Partner sind auch nicht so mein Fall. Junge Männer sind einfach knackiger und kreativer!« Was in der Männerrunde Betroffenheit auslöst. Die Frau genießt die Party weiter. Zwei ganz unterschiedliche Reaktionen, die aus der Einstellung, der inneren Haltung der beiden Frauen resultieren.

Welche Gedanken und Grundeinstellungen bestimmen Ihre innere Haltung? Sehen Sie sich in diesem Zusammenhang noch einmal Ihre Antworten zur »Plus-Minus-Analyse« an.

Die Kraft Ihrer Vorstellung

Unser Denken, unser Körper und unsere Psyche sind Aspekte des gleichen Systems »Organismus«, die einander ständig wechselseitig beeinflussen. Mit Ihrem Körper nehmen Sie wahr, was in Ihnen und um Sie herum geschieht. Dabei filtern Sie aus der Fülle der Wahrnehmungen jene aus, die für Ihre Gefühle eine Bedeutung haben. Jeder Mensch entwickelt ständig innere Bilder und Vorstellungen. Diese können sogar stärker wirken als »tatsächliche« Erlebnisse.

> **Es sind weniger die Ereignisse, die den Menschen beunruhigen, als vielmehr die Vorstellungen, die er sich von diesem Ereignis macht.**
>
> [Epiktet | *Philosoph*]

Für Ihr Gehirn ist es unwesentlich, ob etwas Wahrgenommenes tatsächlich existiert oder nur in Ihrer Vorstellung präsent ist. In der Weiterverarbeitung findet keine Unterscheidung statt, ob das, worüber Sie sich freuen oder wovor Sie sich fürchten, wirklich vorhanden ist oder nur in der Erwartung. Das Gehirn reagiert »als ob«.

Wenn Sie etwa die Wechseljahre und das Älterwerden fürchten und sofort und ausschließlich an Verfall denken, dann bleibt dies nicht ohne Folgen. Indem Sie in Ihrer inneren Vorstellungswelt Bilder von Krankheit, Gewichtszunahme oder Schwerfälligkeit heraufbeschwören, bringen Sie die Produktion körperschädigender Stoffe in Gang.

Denken und Erleben

Vorstellungen sind eine tatsächliche psychische Kraft, die ganz konkrete physiologische Auswirkung hat. Was wir zu uns selbst sagen, was wir denken und sogar das, woran wir uns erinnern, ist daher sehr wichtig für unsere Gesundheit, unser Wohlbefinden und unser Selbstverständnis. Erinnerungen tauchen gewollt oder ungewollt auf und verbinden dabei häufig Gewesenes mit Gegenwärtigem, egal wie sie gespeichert wurden – als Bild, Geräusch, Geruch, Geschmack oder Berührung. Manche dieser Erinnerungen begleiten uns ein Leben lang und rufen Gefühle hervor, die motivieren und stimulieren oder destabilisieren und imaginäre Grenzen setzen.

ÜBUNG

Vorstellung und Körperreaktionen

→ Setzen oder stellen Sie sich vor einen möglichst großen Spiegel. Denken Sie nun intensiv an eine negative Situation, zum Beispiel an ein unangenehmes Ereignis, einen Streit oder ein persönliches Versagen: Spüren Sie in sich hinein… beobachten Sie Ihre Körperhaltung… Ihre Atmung… Ihre Gefühle…

→ Lassen Sie diese Bilder nun ganz bewusst in den Hintergrund treten.

→ Denken Sie jetzt an eine erfreuliche Situation, vielleicht an einen schönen Urlaubstag am Meer oder in den Bergen, den Besuch einer guten Freundin, einen prächtigen Sonnenuntergang. Beobachten Sie nun wieder genau… Ihre Körperhaltung… Ihre Atmung… Ihre Gefühle…

→ Spüren Sie den Unterschied? Wie äußert er sich? In Ihrem Gesicht, in Ihrer Haltung, im Hals, in der Brustgegend, im Magen, in den Beinen?

Wie wirklich ist die Wirklichkeit?

Gedanken sind eine Form von Energie – und zwar eine sehr mächtige. Ihre Gedanken beschreiben Ihre persönliche, individuelle Wahrnehmung der Welt und gleichzeitig Ihre Haltung dazu. Auch ist Ihre Identität stark davon geprägt, wie Sie das Wahrgenommene filtern, was Sie für richtig oder falsch, für gut oder schlecht, für wahr oder unwahr halten. Also formt die Art und Weise, wie Sie das Wahrgenommene sortieren, was Sie wichtig finden und was Sie als weniger wichtig oder unwichtig einstufen, Ihr UREIGENES BILD der Realität.

»Ich bin der tiefen Überzeugung, dass ...«

Überzeugungen sind Annahmen, die Sie hinsichtlich der Welt, hinsichtlich anderer Menschen und sich selbst haben – Annahmen, wie Dinge zu sein oder nicht zu sein haben, und Annahmen darüber, was sie bedeuten. Auch »Wenn-Dann«-Überzeugungen gehören dazu, wie zum Beispiel »Wenn ich sage, was ich denke, dann ecke ich überall an« oder die Vorstellung von Grenzen, etwa: »Ich kann nicht tanzen.« Sie ordnen also Ihre Wahrnehmungen nach bestimmten Mustern in einen Bezugsrahmen ein. Viele dieser Annahmen haben Sie im Laufe Ihrer Kindheit von anderen Menschen übernommen. Vielleicht sagte Ihre Lieblingstante häufig: »Ab 40 gehört man zum alten Eisen.« Es kann auch sein, dass Sie selbst aufgrund eigener Erfahrungen, besonders in emotional für Sie wichtigen Situationen, Verallgemeinerungen gebildet haben, wie: »Besser, ich bleibe allein, dann werde ich auch nicht enttäuscht.« Die Wirkung dieser so entstandenen Überzeugungen zeigt sich dann in Ihrem Tun.

ÜBUNG

Eigene Überzeugungen wahrnehmen

→ Die eigenen tief verankerten Überzeugungen sind uns vielfach nicht bewusst, weil wir mit ihnen quasi verwachsen sind. Mit dieser Übung können Sie ihnen aber auf die Schliche kommen. Vervollständigen Sie spontan folgende Sätze:

Die größte Angst habe ich vor…

Träume sind…

Wenn ich mir vorstelle 70 Jahre alt zu sein, sehe ich…

Mit »Arbeiten« verbinde ich…

Mit »Freizeit« verbinde ich…

Das Leben ist…

Das Allerwichtigste im Leben ist…

Es fällt mir schwer…

Lieben heißt…

Es ist so leicht, …

Zum Begriff »Veränderung« fällt mir Folgendes ein…

Ich brauche…

Ich kann verzichten auf…

Glück ist…

Wechseljahre sind…

Mein Körper ist…

Wenn Sie Ihre Ergänzung auf den Satzanfang »Wechseljahre sind…« betrachten, fragen Sie sich einmal, warum Sie das denken, was Sie über das Klimakterium denken. Überlegen Sie auch, welche anderen Weiterführungen es geben könnte. Und bitten Sie auch Freundinnen und Bekannte eine Ergänzung zu diesem Satzanfang zu schreiben. Vergleichen Sie dann die Ergebnisse miteinander.

Die Einstellungen, die am schwierigsten zu erkennen sind, beeinflussen Ihr Leben am meisten. Sie bleiben Ihnen deswegen verborgen, weil sie für Sie so selbstverständlich sind. Deshalb ist es so wichtig, dass Sie sich diese Haltungen bewusst machen. Behindernde Überzeugungen über Sie selbst können Sie innerlich schwächen und Ihre Gesundheit unterminieren. Positive Überzeugungen hingegen INSPIRIEREN UND MOTIVIEREN Sie und stärken Ihre Gesundheit.

Machen Sie sich Folgendes klar: Wenn Sie meinen, Ereignisse würden Ihnen mehr oder weniger schicksalhaft zustoßen, dann glauben Sie auch, wenig Wahlmöglichkeiten zu haben, und bleiben passiv. Wenn Sie jedoch annehmen, dass Sie bestimmte Erfahrungen aufgrund Ihrer Überzeugungen machen, lernen Sie zu unterscheiden, welche dieser Glaubenssätze einen guten und welche einen weniger guten Einfluss auf Ihr Leben haben. Erlauben Sie sich dann noch, Überzeugungen nicht als eherne Gesetze zu sehen, sondern als etwas, das Sie ändern, verstärken, abschwächen oder GANZ LOSLASSEN können – wie stellt sich das Leben von dieser Warte aus dar? Ist es nicht so, dass Sie in diesem Fall Ihr Leben viel aktiver gestalten können? Vielleicht wirft diese Sichtweise ein ganz neues Licht auf bestimmte, immer wiederkehrende Ereignisse in Ihrem Leben, die Sie so eigentlich nicht haben wollen. Schauen Sie sich noch einmal Ihre Aufzeichnungen an, die Sie zur Übung »Persönlicher Lebensteppich« (→ siehe Seite 52) gemacht haben. Welche Muster fallen Ihnen auf, und können Sie eingefleischte Überzeugungen erkennen, die sich dahinter verbergen?

Um Überzeugungen und ihre Auswirkungen beeinflussen zu können, müssen Sie sich diese zunächst bewusst machen. In einem zweiten Schritt prüfen Sie dann, ob Ihre Gedankenmuster förderlich oder hinderlich für Sie sind. Nehmen Sie sich unter diesem Aspekt Ihre Antworten zur Übung auf Seite 70 oben, »Eigene Überzeugungen wahrnehmen«, vor. Sehen Sie sich auch noch einmal die einzelnen Positionen aus Ihrem »Eigeninterview« (→ Übung Seite 55) an. Sind die Glaubenssätze, die sich dort offenbaren, eher günstig oder eher ungünstig für Sie und Ihre Zukunft? Welche Überzeugungen wären wirkungsvoller für Sie?

Oft ist es nicht einfach, eine behindernde Einstellung aufzugeben oder sie gegen eine wesentlich förderlichere oder optimistischere Haltung oder Überzeugung auszutauschen. Was so ein richtig festsitzender Glaubenssatz ist, der fährt natürlich gegen jede Veränderung seine Widerstandsbataillone aus.

ÜBUNG

Begrenzende Überzeugungen verändern

→ In der Übung »Eigene Überzeugungen wahrnehmen« (→ Seite 70) haben Sie eine Reihe von persönlichen Überzeugungen aufgelistet. Wählen Sie daraus eine negative und begrenzende Überzeugung aus, die Sie verändern möchten. Fragen Sie sich: Woher kommt diese Überzeugung? Habe ich sie aufgrund von eigenen Erfahrungen irgendwann selbst entwickelt? Habe ich sie von jemandem übernommen? Schwingen vielleicht bestimmte Bilder und Vorstellungen dabei mit, etwa die Familienphilosophie meines Elternhauses, Meinungen aus dem Freundes- und Kollegenkreis oder gesellschaftliche Einflüsse (Medien, Werbung, Politik)?

→ Bewerten Sie anschließend die von Ihnen ausgewählte Überzeugung nach ihrer Intensität auf einer Skala von 1–10, wobei 1 = ganz schwach = 0 Prozent und 10 = sehr stark = 100 Prozent entspricht.

→ Beginnen Sie nun, diese Überzeugung ganz bewusst infrage zu stellen. Gibt es irgendeinen stichhaltigen Beweis, dass es zwingend notwendig ist, so zu denken? Gibt es eine Situation, wo dies nicht ratsam wäre? Vielleicht auch mehrere …? Nutzen Sie dabei Ihre Fähigkeit, zu zweifeln, zu kritisieren, Fehler zu finden, Gutes zu würdigen und unterscheiden zu können.

→ Formulieren Sie dann eine optimistische Alternative zu Ihrer bisherigen Überzeugung und betrachten Sie beide. Machen Sie den »Gefühls-Test«: Wenn Sie sich nacheinander in beide Überzeugungen hineindenken, bei welcher haben Sie angenehmere Gefühle? Bei welcher ist Ihr Körper in einem entspannteren Zustand?

→ Und: Angenommen, es wäre in dieser Nacht, während Sie schliefen, eine gute Fee vorbeigekommen, und sie hätte die Überzeugung – einfach so – geändert. Woran genau würden Sie das bemerken?

→ Entscheiden Sie dann, ob Sie die alte Überzeugung oder lieber die Alternative behalten wollen.

Womit Sie rechnen müssen, wenn Sie Ihre Überzeugungen ändern:
- → Neue Betrachtungsweisen rufen erst einmal Skepsis hervor.
- → Zweifel entstehen, dass es überhaupt möglich ist, etwas zu ändern.
- → Befürchtungen tauchen auf: Was sollen die anderen – meine Familie, meine Nachbarn, meine Freunde, meine Kollegen … – von mir denken? Vielleicht glauben die, ich sei arrogant?

Tipp: Experimentieren Sie mit neuen Überzeugungen, und zwar humorvoll und SPIELERISCH. Wenn die nächste Sie hindernde Überzeugung auftaucht, dann denken Sie einfach mal das Gegenteil, lassen Sie sich eine dritte Betrachtungsweise dazu einfallen, eine vierte … – und sehen Sie sich auch an, wie Freundinnen, Bekannte und vielleicht auch persönliche Vorbilder die entsprechende Sache angehen. Schicken Sie die begrenzende Überzeugung im Geiste für einen Tag in den Urlaub. Fragen Sie sich dann, was Sie nun tun wollen, da Sie diese Überzeugung jetzt nicht haben – und dann tun Sie es! Entscheiden Sie anschließend, ob Sie die alte Überzeugung zurückhaben oder sie endgültig in den Ruhestand schicken wollen …

Wie reden Sie eigentlich mit sich selbst?

Überzeugungen machen sich vor allem auch im Gespräch mit sich selbst bemerkbar. Eigentlich reden Sie den ganzen Tag lang fast ständig mit sich selbst – weit häufiger, als Sie mit anderen Menschen sprechen. Dieser innere Dialog ist wichtig. Er hilft, Erlebtes zu verarbeiten. Dabei geben Sie Einschätzungen und Urteile ab – nicht nur über das, was Sie wahrnehmen, sondern immer auch über sich selbst. In Ihrem inneren Dialog spiegelt sich Ihr SELBSTWERTGEFÜHL wieder. Entweder bauen Sie sich mit der Art und Weise, wie Sie mit sich selbst reden, auf oder Sie werten sich damit ab. Hadern Sie oft mit sich und grübeln Sie zu viel, schadet Ihnen das psychisch und körperlich.

ÜBUNG

Innerer Dialog reloaded

Denken Sie an ein paar typische Sätze, die Sie in bestimmten Situationen oft zu sich selbst sagen:

Was sagen Sie zu sich, wenn Sie erfolgreich waren?

Was sagen Sie zu sich, wenn Sie Angst haben?

Was sagen Sie zu sich, wenn Sie einen Fehler gemacht haben?

Was sagen Sie zu sich, wenn Ihnen Ihr Spiegelbild nicht gefällt?

Und was, wenn es Ihnen gefällt?

Nun stellen Sie sich einfach vor, Sie hätten nicht sich selbst, sondern eine andere Person in der gleichen Situation vor sich. Würden Sie dasselbe sagen? Würden Sie es genauso formulieren?

Stellen Sie sich weiter vor, diese andere Person wäre jemand, den Sie sehr mögen und schätzen. Was würden Sie dann sagen? Wie würden Sie es sagen?

Wie wäre es, wenn Sie innerlich so mit sich sprechen würden, als seien Sie sich selbst die beste Freundin? Was würde sich ändern? Was würden Sie sagen?

Veränderung beginnt im Kopf…

… und der Kopf ist Teil des Körpers. Unser Leben ist das Produkt unserer Gedanken, denn alles in unserem Leben beginnt mit einem Gedanken. Unseren Gedanken entspringt die bildliche Vorstellung und daraus der ANTRIEB zum Handeln. Also, warum sich diese Kraft nicht zunutze machen? Den inneren Dialog optimistisch, liebevoll und unterstützend zu gestalten, wo er vielleicht bisher kritisch, abwertend und entmutigend war, gibt dem ganzen Leben eine aktive, dynamische Richtung. Sich selbst einfach mal sagen: Das habe ich gut gemacht! Oder: Das habe ich super bewältigt! Oder: Da bin ich einen Schritt weitergekommen! Diese innere Wertschätzung hat viele Vorteile:

→ Sie sind zufrieden mit sich.
→ Sie stärken Ihr Selbstwertgefühl.
→ Sie sind im besten Sinne »selbst-ständiger« – unabhängiger vom Feedback anderer.
→ Durch eine wachsende innere Unabhängigkeit und ein gestärktes Selbstwertgefühl wirken Sie auch nach außen hin viel attraktiver und wesentlich souveräner.

Wenn Sie sich hingegen durch unfreundliche oder überkritische innere Dialoge das Leben schwer machen, geschieht das Gegenteil: Ihr Selbstwertgefühl sinkt, Sie werden abhängig von Lob und Bestätigung durch andere und vermitteln dieses wacklige Selbstwertgefühl auch nach außen. Nutzen Sie deshalb die Kraft Ihrer Überzeugungen, Ihrer Vorstellungskraft und Ihres inneren Dialogs konstruktiv:

→ Entrümpeln Sie Ihre Überzeugungen.
→ Gestalten Sie aufbauende innere Dialoge: Reden Sie warmherzig und wertschätzend mit sich selbst.
→ Nutzen Sie Ihre Vorstellungskraft, um Körper, Geist und Seele gesund und fit zu halten.

Wen schätzen und respektieren Sie?
Und warum?

Wir alle orientieren uns an Vorbildern. Schon als kleine Mädchen ahmten wir von Anfang an nicht nur Handlungen nach, sondern auch Strategien, um zu persönlichem Erfolg zu kommen, und letztlich auch Methoden, das Leben zu meistern. Als Teenager orientierten wir uns an jungen Frauen, vielleicht auch an Lehrerinnen oder an Popstars, eben an denen, die uns beeindruckt hatten und die wir mochten. Menschen, die für selbstbestimmtes und erfülltes Leben stehen, gibt es viele. Es mangelt nicht an weiblichen Persönlichkeiten in Geschichte wie Gegenwart. Gerade Frauen hatten und haben trotz vieler Widrigkeiten in allen gesellschaftlichen Bereichen immer wieder viel riskiert und dabei **HERVORRAGENDES GELEISTET**. Doch nicht nur die Frauen, die im Rampenlicht stehen oder standen, sind wichtig. Denken Sie auch an andere Frauen um die 50 herum oder auch von 50 aufwärts. Welche Beispiele fallen Ihnen ein? Aus Ihrer Umgebung? In Ihrer Stadt, Ihrer Gemeinde, aus Ihrer Nachbarschaft? Es sollte eine Frau sein, von der Sie so etwas sagen wie: Ja, genau, diese Frau finde ich gut, diese Frau hat ein angenehmes Wesen. Wenn Ihnen mehrere Frauen in den Sinn kommen, die Sie als klasse, toll, inspirierend bezeichnen würden, umso besser. Schreiben Sie einfach auf, wer Ihnen in den Sinn kommt:

_____
_____

Was zeichnet diese Frau(en) in Ihren Augen besonders aus?

_____
_____
_____

Erfahrungsbericht

Die Frau in Rot

Ich bin in einem kleinen Dorf aufgewachsen. Als ich fünf war, trugen die Frauen, die über 50 waren, Kittelschürzen, redeten über Kochrezepte und Kindererziehung oder zogen über die Frauen her, die sich anders benahmen. Die meisten Dorfbewohnerinnen waren Hausfrauen, einige arbeiteten als Verkäuferinnen, in der Gastronomie oder als Arbeiterinnen in der Hutfabrik. Sie kamen mir alt vor und uninteressant. So wollte ich auf keinen Fall werden. Im Fernsehen bekam ich in Serien wie »Forellenhof« oder »Familie Hesselbach« ähnliche weibliche Vorbilder präsentiert, nur in einer adretteren Ausführung. Eines Tages ersteigerte eine Berliner Steuerberaterin ein Haus im Dorf. Sie war 65, sehr gepflegt und trug, als ich sie zum ersten Mal sah, ein rotes Kostüm. Im Dorf wurde geschimpft: »Ungehörig! In dem Alter!« – Ich aber fand, dass sie toll aussah, und ich war angetan von ihrem Selbstbewusstsein. Sie hob sich gehörig ab von der Kittelschürzenfraktion. Sie wurde in vielen Dingen zu meinem Vorbild. Auf eigenen Beinen stehen, mein eigenes Geld verdienen, Stil haben und mich so geben können, wie es mir passt. »Schön« im landläufigen Sinn war sie nicht – aber eine faszinierende Persönlichkeit, eine Frau, die wusste, was sie wollte – und die ihre Ideen selbstbewusst verwirklichte.

Welche Frauen im Alter von 50 plus haben Sie früher gemocht, geschätzt, verehrt – und warum? Was war es, das Sie angezogen hat? War es das Aussehen dieser Frauen, ihr Auftreten, ihre Ausstrahlung? Oder hatten diese Frauen besondere Fähigkeiten und Kompetenzen? Was genau war dieses »gewisse Etwas«, das sie in Ihren Augen attraktiv erscheinen ließ? Und: Gab es auch Frauen, die Sie komplett ablehnten, bei denen Sie sich im Stillen sagten: So will ich auf keinen Fall werden? Überlegen Sie, was Ihre Gründe dafür waren.

Reife Frauen, die ich als junge Frau bewundert habe:
_____, weil _____
_____, weil _____
_____, weil _____

Reife Frauen, die ich spontan ablehnte:
_____, weil _____
_____, weil _____
_____, weil _____

Das Frauenbild im Wandel

Die Vorstellungen, wie eine reife Frau zu sein hat, haben sich geändert. Das zeigt sich auch daran, wie Frauen um die 50 und älter im Fernsehen dargestellt werden. Heute lebt nicht mehr die brave Mutti Hesselbach das Frau-Sein in den mittleren Jahren vor, sondern Frauen wie Senta Berger, Hannelore Hoger, Hannelore Elsner, Gudrun Landgrebe und, und, und … in interessanten Rollen als gestandene Frauen: Sie spielen Kommissarinnen, Journalistinnen, Anwältinnen, Sekretärinnen, Unternehmerinnen und so weiter. Wurde Älterwerden lange Zeit mit körperlichem Verfall und Abwärtstrend gleichgesetzt, weiß man heute, dass viele wesentliche Aspekte der Persönlichkeit mit zunehmenden Alter nicht abnehmen, sondern sich kräftig weiterentwickeln werden – sofern man nicht eine Fülle begrenzender Überzeugungen im Kopf mit sich herumträgt. Die jungen Frauen, die jetzt auf der Suche nach Vorbildern und Lebensmodellen sind, erleben, anders als die Mädchen in den 1960er und 1970er Jahren, eine VIELFALT an Möglichkeiten, wie Frauen ab 50 ihr Leben gestalten. Sie sehen aktive, zupackende Frauen, für die Sex ein Thema ist, Frauen in ganz unterschiedlichen Rollen und Lebensentwürfen. Das erweitert den persönlichen Horizont und gibt Impulse für die eigene Lebensgestaltung.

Was wirklich alt macht

Zu den Dingen, die wirklich alt machen, gehören neben falscher Ernährung, zu vielen Genussmittel, zu viel Sonne und zu wenig Bewegung vor allem Groll und Bitterkeit. Diese können sich einnisten, wenn Sie den Eindruck haben, bisher vom Leben zu wenig gehabt zu haben, vielleicht übervorteilt oder abgewiesen worden zu sein. Oft ist das auch kombiniert mit einem neidvollen Seitenblick auf andere, die von allem Guten mehr abbekommen zu haben scheinen.

Aber Bedauern und Jammern führt nicht zu Lösungen, das wissen Sie. Es führt lediglich dazu, dass Sie sich schlecht fühlen, aber es motiviert nicht dazu, sich jetzt anders zu verhalten. Das Lähmende an »hätte« und »wäre« sind die immer wiederkehrenden rückwärtsgerichteten bitteren Gedanken. Weshalb tauchen sie aber immer wieder auf? Weil dahinter ein unerledigtes Geschäft steckt, eine »BAUSTELLE«.

Schnell oder langsam altern

Wie das Autorenteam Ian McDermott und Joseph O'Connor herausfand, tragen folgende Faktoren zum schnellen Altern bei:

→ Stress
→ Sorgen
→ Gefühl der Hilflosigkeit
→ Depression
→ Feindseligkeit gegenüber sich selbst und anderen
→ Unfähigkeit, Gefühle auszudrücken
→ Zu wenige oder gar keine guten Freunde
→ Rauchen

(aus: »NLP und Gesundheit«, Junfermann-Verlag 2002)

Positiv gewendet heißt dies: Es gibt Faktoren, die dazu verhelfen, harmonisch und im Einklang mit sich selbst älter zu werden:

- → Entspannung
- → Zuversicht
- → Vertrauen in die eigenen Stärken
- → Fröhlichkeit, Humor
- → Versöhnung mit sich selbst und anderen
- → Fähigkeit, Gefühle auszudrücken
- → Gute Freunde haben
- → Viel frische Luft

Darüber hinaus wirken natürlich noch weitere Einflüsse mit. Ihre Gene sind zum Beispiel ein wichtiger Einzelfaktor, aber auch was und wie viel Sie essen, ob Sie sich viel oder wenig bewegen und wie Sie mit Genussmitteln umgehen. Aber vor allem alter Groll und die daraus resultierende Bitterkeit vergällen uns den Lebensgenuss und vergiften Körper, Geist und Seele.

Was führt ins Groll-Gefängnis?

Warum sind manche Menschen gefangen im inneren Groll und andere nicht – obwohl sie Vergleichbares in ihrem Leben erlebt haben? Am Anfang von Groll und Bitterkeit kann ein einschneidendes Lebensereignis stehen, wenn etwa das eigene Unternehmen zusammenbricht, das man mühevoll aufgebaut hat, wenn der sicher geglaubte Arbeitsplatz gekündigt wird, der Partner fremdgeht oder ein nahe stehender Mensch stirbt. Solche Situationen scheinen einem förmlich den Boden unter den Füßen wegzuziehen. Auch Dauerkonflikte am Arbeitsplatz oder in der Familie sind Nährboden für bittere Gefühle. Groll und Bitterkeit können sich vor allem auch dann einnisten, wenn immer wieder den Eindruck entsteht, viel gegeben und kaum etwas dafür bekommen zu haben. Doch auch andauernder Ärger über sich selbst, über das eigene Erscheinungsbild, über mangelnde Fähigkeiten und über Fehlentscheidungen und verpasste Gelegenheiten können Auslöser sein, besonders dann, wenn jemand sehr hohe Maßstäbe an sich selbst anlegt und sich dann immer wieder daran scheitern sieht.

Groll ist Stress von innen

Wenn erlittene Enttäuschungen und Kränkungen nicht überwunden werden, führt das dazu, dass die Gedanken immer wieder um das schlimme oder kränkende Ereignis kreisen – auch wenn es schon Monate oder Jahre zurückliegt. Ein destruktiver innerer Dialog beginnt. Immer wieder tauchen ERINNERUNGEN AN DAS ERLEBTE auf und damit Schmerz und Groll. Wer sich gekränkt fühlt, empfindet das, was ihm geschehen ist, als unfair, ungerecht oder gemein. Jede Erinnerung an das Geschehene rührt an diesen Stachel und löst die schmerzhaften Gefühle wieder aus. Groll kann den Schlaf und den Appetit rauben oder auch dazu führen, viel mehr zu essen als sonst. Menschen mit Dauergroll werden aggressiv und reizbar oder deprimiert und mutlos. Manche ziehen sich dann von anderen Menschen zurück, andere bemühen sich immer wieder, das Schmerzliche einfach vollständig aus ihrem Leben auszuklammern.

Wer bittere Gedanken wälzt und ständig sich selbst oder anderen etwas dauerhaft übel nimmt, schadet sich in erster Linie selbst. Groll setzt im Körper genau die physiologischen Prozesse in Gang wie bei großer Belastung und Anspannung: Stresshormone werden ausgeschüttet, der Blutdruck steigt, die Muskeln verharren in Anspannung und das Immunsystem wird geschwächt. Auch das logische und das kreative Denkvermögen leiden. Wer also mit sich selbst hadert oder mit dem, was irgendwann im Leben passiert ist, schwächt sich selbst und beschleunigt das Altern.

Erfahrungsbericht

Anita wird gekündigt

Die Kündigung lag in Anitas Hausbriefkasten und war gespickt mit sehr allgemeinen Floskeln. Die Betriebsleitung teilte ihr lapidar mit, dass man »bedauerlicherweise aufgrund der wirtschaftlichen Situation« sich »gezwungen sähe«, diesen Schritt zu tun. Die Firma stand vor dem Aus und Anita war ihren Job als Modedesignerin los – nach 25 Jahren Betriebszugehörigkeit. Die Kündigung allein war schon schlimm genug, doch noch schlimmer war für Anita die Art, wie sie darüber in Kenntnis gesetzt wurde: Mit einem Standardschreiben, das alle 200 Mitarbeiter erhielten. Sie fühlte sich verletzt und tief gekränkt.

Noch Monate danach ist sie deprimiert und hadert mit dem Geschehen. Sie hat sich von ihren Freunden zurückgezogen und sitzt meistens allein in ihrer Wohnung, sie fühlt sich elend und nutzlos. »Wie konnten die mir das antun? All die vielen Überstunden, die ich gemacht habe, immer war ich für die Firma da. Auf was ich alles verzichtet habe, nur wegen der Arbeit. Und jetzt das. Kein Wort der Anerkennung, kein Gespräch, nichts.« Sie sieht keine Perspektive für sich. »Wer stellt schon eine 50-jährige Designerin ein?« Glücklicherweise ist Doris, eine ehemalige Kollegin, beharrlich genug, Anita immer wieder anzurufen und sich auch von Anitas herausbrechenden bitteren Gefühlen nicht verschrecken zu lassen. Die Gespräche lösen zwar zunächst nicht das Arbeitsplatzproblem, aber sie helfen Anita, langsam aus Groll und Verbitterung herauszukommen, sodass sie überhaupt wieder in Richtung Zukunft denken kann.

Manche Erfahrungen sind schwerwiegend, belastend und schmerzhaft – ohne Zweifel. Viele Menschen schaffen es trotzdem, »irgendwie« mit solch schwierigen Lebensereignissen fertig zu werden, während andere in Groll und Verbitterung verharren. Was ist das Geheimnis jener, die negative Erlebnisse überwinden?

Ent-bittern heißt
Energie freisetzen

Es ist weder realistisch noch wünschenswert, immerzu in positiver, zufriedener Stimmung zu sein. Das Leben wäre seicht ohne starke Emotionen wie Ärger, Wut oder Trauer. Außerdem halten diese ungeliebten Gefühle immer auch eine Botschaft für uns parat. So zeigt uns etwa Ärger, dass jemand oder etwas unsere persönlichen Grenzen verletzt hat. Wer seinen Ärger akzeptiert und angemessen ausdrücken kann, nimmt sich selbst ernst. Er ist überzeugt davon, dass er etwas in seinem Leben ändern kann. Groll hingegen ist verschluckter, nicht gezeigter Ärger. Gelegentlichen Ärger kann das Immunsystem gut wegstecken, lang andauernder Groll macht es krank.

Kränkungen loslassen

Vielleicht hat ein anderer Mensch Sie so verletzt, dass es Ihnen unmöglich erscheint, das Erlebnis loszulassen. Es ist, als hätten Sie eine Art innere CD oder einen Film installiert. Diese(n) spielen Sie immer und immer wieder ab. Dabei vollziehen Sie unablässig nach, was der andere damals gesagt hat und wie Sie darauf reagiert haben, was der andere dann geäußert hat und was Sie daraufhin getan haben. Durch diese selbst geschaffene DAUERBERIESELUNG bleibt die Energie an einer solchen Situation hängen, ohne dass sich irgendetwas tut.

Die einzige Möglichkeit, aus dieser Endlosschleife herauszukommen, ist Vergebung. Sie stärkt und heilt und führt Sie weg vom Opferbewusstsein, der Lähmung, der Angst und der Bitterkeit. In dem Moment, in dem Sie jemandem vergeben, verändern Sie auch etwas in sich selbst. Sie setzen Lebensenergie frei, die bisher in diesem alten Groll gebunden war. Vergeben bedeutet nicht Schwäche zeigen. Vergeben heißt, auf Rache und Vergeltung zu verzichten, um sich nicht selbst den destruktiven Folgen ständiger Wutanfälle und Hassempfindungen auszuliefern. Vergeben geht einher mit Entspannung, seelischem und körperlichem Wohlbefinden. Indem Sie vergeben, tun Sie etwas für sich selbst. Das zweifellos Beste daran ist, dass die Fähigkeit zu vergeben erlernt werden kann. Aber wie genau geht das: Vergeben? Hilfreiche Tipps hält der folgende Ent-bitterungs-Fahrplan bereit.

Ent-bitterungs-Fahrplan

Nehmen Sie eher sich selbst oder anderen etwas übel? Oft ist beides miteinander verknüpft. Stellen wir uns vor, jemand hat Sie finanziell übervorteilt und Sie müssen nun einen Berg Schulden abbezahlen. Sie hegen einen Groll gegen diesen Menschen: »Dieser Mistkerl! Wie konnte er mir das antun?« – Aber wahrscheinlich auch gegen sich selbst: »Wie konnte ich nur so blöd sein?« Wie gehen Sie mit diesen Gefühlen um? Die folgenden sieben Schritte helfen Ihnen, das Geschehene und die damit verbundene Kränkung zu verarbeiten, sich davon innerlich zu distanzieren und eine NEUE HALTUNG zu entwickeln.

1. Schritt: Reflektieren

Denken Sie noch einmal an ein Kränkungserlebnis, bei dem Sie sich am meisten verletzt, verkannt oder gedemütigt gefühlt haben. Identifizieren Sie die für Sie damit verbundenen Gefühle, zum Beispiel Ärger, Angst, Wehrlosigkeit oder Ähnliches. Was genau hat Sie getroffen? Welche Bemerkung oder Handlung hat Sie aus der Fassung gebracht? Schreiben Sie auf, was in Ihnen rumort. Drücken Sie aus, was Ihnen auf der Seele liegt. Statt zu schreiben, können Sie auch versuchen, dem Geschehenen eine gestalterische Form zu geben: durch Zeichnen, Malen, Modellieren, Musik oder das Anfertigen einer Collage. Wählen Sie das Ausdrucksmittel, das Ihnen am meisten liegt.

2. Schritt: Zeigen Sie Verständnis für sich selbst

Vielleicht mangelte es Ihnen damals an Weitblick, an Willenskraft, oder Ihr Bedürfnis nach Liebe und Bestätigung war sehr stark, sodass Sie sich zu etwas haben hinreißen lassen, das Sie dann später bitter bereuten. Egal was damals die Gründe gewesen sein mögen: Zu jener Zeit haben Sie entsprechend Ihren Möglichkeiten gehandelt. Heute sind Sie klüger, Sie haben sich weiterentwickelt und betrachten die Dinge aus einer **ANDEREN PERSPEKTIVE**. Beurteilen Sie deshalb nicht die Frau, die Sie heute sind, sondern die, die Sie damals waren. Zeigen Sie Nachsicht. Es war Ihr damaliges Wissen und Können, nicht Ihr heutiges, auf dessen Basis Sie entschieden haben. Sagen Sie sich: Ich bin trotzdem okay – auch wenn ich damals versagt habe.

Fragen Sie sich auch, ob Sie selbst etwas dazu beigetragen haben, dass jemand Sie so verletzen konnte. Dabei geht es nicht darum, dass Sie die Schuld tragen, sondern herauszufinden, welche Rolle Sie in dem Geschehen spielten. Dadurch können Sie erkennen, wo noch Lernbedarf für bestimmte Fähigkeiten und Fertigkeiten besteht.

3. Schritt: Sprechen Sie aus, was Sie bedrückt

Gute Freundinnen und Freunde, mit denen Sie über Gefühle und Probleme reden können, sind jetzt hilfreich. Sprechen Sie mit einem Menschen, dem Sie vertrauen, über das, was Sie sich selbst nachtragen. Wenden Sie sich an jemanden, der unvoreingenommen ist und gut zuhören kann – und der nicht zur Besserwisserei neigt. So erleichtern Sie Ihr Herz und erfahren eine andere Sicht der Dinge.

4. Schritt: Vergeben Sie sich selbst

Nach der Traditionellen Chinesischen Medizin kann es keine Heilung geben, bevor man sich nicht selbst verziehen hat. Es ist also wichtiger, zunächst sich selbst als jemand anderem zu vergeben. Vergangenes lässt sich nicht ungeschehen machen, egal wie intensiv Sie bereuen, was geschehen ist. Aber Sie können daraus lernen. Ziehen Sie für sich ein klares Fazit: Was will ich künftig anders machen? Wie will ich mich stattdessen von nun an verhalten? Damit richten Sie Ihre Aufmerksamkeit lösungsorientiert auf die Gegenwart.

5. Schritt: Einfühlen

Nun versetzen Sie sich in die Person hinein, die Sie gekränkt, verletzt oder zurückgewiesen hat. Fragen Sie sich, was aus der Perspektive dieses Menschen dazu geführt haben könnte, dass er sich so verhalten hat. In welcher Verfassung war er damals? Welche Gründe hatte die andere Person, so zu handeln? Können Sie Verständnis für ihre damalige Situation aufbringen? Wenn es mehrere an der Situation Beteiligte gab, stellen Sie sich diese Fragen in Bezug auf jeden Einzelnen der Beteiligten. Es ist wichtig, einen Konflikt auch aus der Sicht des oder der anderen Beteiligten zu sehen und VERSTÄNDNIS zu entwickeln. Dadurch können Sie die schmerzhafte Erfahrung leichter loslassen und die Zeit, die Sie bisher mit Hadern, Groll und Wut verbracht haben, nun wieder sinnvoller nutzen.

6. Schritt: Entscheiden und Tun

Gehen Sie in sich, lassen Sie Ruhe einkehren und entscheiden Sie dann, ob Sie wirklich bereit sind zu verzeihen. Dazu brauchen Sie das Verhalten des anderen nicht zu befürworten. Wenn möglich, nehmen Sie vielleicht ein Foto von diesem Menschen in die Hand und sagen Sie diesem Foto so etwas wie: »Das Erlebte hat mir wehgetan. Ich kann aus deiner Sicht nachvollziehen, dass du so gehandelt hast. Auch wenn ich es nicht gut und nicht gerecht finde.« Und dann, auch wenn Sie zunächst durchwachsene Gefühle dabei haben oder sogar heftigen Widerstand in sich fühlen: »Ich bin bereit, dir zu vergeben – und jetzt vergebe ich dir.« Wenn Sie diese Worte einige Male wiederholen, werden Sie nach und nach das Gefühl der Vergebung spüren. Erinnern Sie sich daran, dass Vergebung nichts mit Schwäche zu tun hat. Im Gegenteil, Vergeben ist ein Ausdruck von Stärke.

Aber: Vergeben heißt nicht, dem anderen einen Freibrief für weitere Kränkungen auszustellen.

7. Schritt: Vergeben genießen

Feiern Sie Ihre Befreiung aus dem Groll-Gefängnis! Genießen Sie es, nicht länger auf alter Bitterkeit festzusitzen. Beschenken Sie sich selbst mit etwas Schönem. Leisten Sie sich etwas Wohltuendes. Das kann ein gemütliches Essen mit Freunden sein, ein Nachmittag im Thermalbad mit Sauna oder Dampfbad, ein besonderer Film im Kino, ein Theaterbesuch oder ein Kurztrip in eine interessante Stadt… Ihrer Fantasie sind da keine Grenzen gesetzt.

Sie können den Ent-bitterungs-Fahrplan auch dazu einsetzen, um mit nicht lösbaren Problemen, unabänderlichen Tatsachen oder unvollkommenen Lösungen leben zu lernen. Denn mit dem Schicksal zu hadern ist mindestens genauso sinnlos, wie alten Groll gegen sich selbst oder gegen andere herumzuschleppen.

Sie werden merken, dass die Bitterkeit nachlässt, je mehr Sie das Vergeben üben. Jedoch: Bittere Gedanken waren vielleicht sehr lange Zeit ein Teil Ihres PERSÖNLICHEN UNIVERSUMS. Dadurch wurden in Ihrem Gehirn neuronale Verknüpfungen angelegt, die – gemessen an dem Feldweg Ihrer neuen Überzeugungen – so breit sind wie eine Autobahn. Deshalb kann es geschehen, dass Sie doch wieder in Ihr altes Verhaltensmuster abgleiten. Sie denken dann vielleicht etwas wie: »Das mit dem Vergeben klappt ja doch nicht, ich hadere schon wieder mit dem, was der Kerl mir angetan hat.« … Geduld, Geduld. Auch neue Denkgewohnheiten wollen gepflegt und gefestigt werden. Dabei hilft Ihnen die Groll-Stopp-Technik.

ÜBUNG

Die Groll-Stopp-Technik

→ Groll ist ein Zustand, der sich im Verhalten, in negativen Gedanken und Gefühlen sowie in körperlichen Reaktionen äußern kann. Oft sind alle Bereiche betroffen und wirken wechselseitig aufeinander ein, was ungeheuren Stress erzeugen kann. Mit der Groll-Stopp-Technik wird ein Aufschaukeln der Erregung verhindert, und sie ist nützlich für alle, die regelmäßig in die Hader-Falle zu geraten drohen.

1 Entwickeln Sie ein Frühwarnsystem

Seien Sie aufmerksam gegenüber Ihren körperlichen Reaktionen, Ihren Gefühlen und Gedanken. Versuchen Sie frühzeitige Anzeichen von Groll zu erkennen. Zum Beispiel: Sie haben an einer Diskussion teilgenommen und hatten den Eindruck, keiner hätte Ihnen richtig zugehört, woraufhin Sie sich gekränkt zurückgezogen haben. Zu Hause bemerken Sie, wie dieser Vorfall in Ihnen rumort, und spüren, dass Sie eigentlich ziemlich zornig auf die Beteiligten sind. Ihr Gesicht und Ihr Schulterbereich fühlen sich verspannt an und Sie denken so etwas wie: »Wieso haben die mich einfach ignoriert? Warum wird anderen zugehört und mir nicht?« Ein anderes Beispiel: Eine Kollegin macht im Gespräch eine flapsige Bemerkung über eine Ihrer Schwächen. Sie nehmen ihr das übel, übergehen es aber. Später merken Sie, dass das Gespräch und das Verhalten der Kollegin Sie immer noch bedrücken. Sie ärgern sich sowohl über die Kollegin als auch über sich selbst und schwören sich: »Der erzähle ich nie wieder etwas.«

2 Sagen Sie rechtzeitig »STOPP«

Sagen Sie beim Auftauchen solcher ersten Anzeichen von Groll innerlich energisch »STOPP«! Manchmal hilft es, sich dabei im Geiste ein STOPP-Schild vorzustellen oder das Schrillen einer Trillerpfeife zu hören.

❸ Lassen Sie los – und schöpfen Sie Kraft

Lockern Sie Ihren Körper und atmen Sie ganz bewusst tief durch. Stellen Sie sich vor, wie Sie sich mit jedem Ausatmen mehr und mehr loslassen und dass Sie mit jedem Einatmen Ihre innere Kraft und Ihren Optimismus stärken. Sie können das gerne auch mit entsprechenden Gesten unterstützen. Beim Einatmen heben Sie beispielsweise die Arme und breiten sie weit aus, beim Ausatmen senken Sie die Arme und lassen sie ganz locker hängen. Wichtig ist, dass Sie sich mit Ihren Gedanken ganz auf diesen Wechsel zwischen entspannendem Loslassen und aktivem Kraftschöpfen einlassen.

❹ Aktiv werden

Fragen Sie sich: Was kann ich jetzt konstruktiv tun, anstatt wieder in innerem Hader zu versinken? Und dann tun Sie es. In den unter Punkt 1 erwähnten Situationen könnte das etwa so aussehen: Sie entscheiden sich dafür, Ihren Ärger einem der an der Diskussion Beteiligten gegenüber anzusprechen, und beziehen sich dabei auf den Eindruck, den das Verhalten der anderen bei Ihnen hinterlassen hat. Sie sagen also nicht »Warum habt ihr…?«, sondern »Ich hatte den Eindruck, ihr habt… und ich fühlte mich… Wie hast du das wahrgenommen?« Und Sie beschließen, bei der nächsten Situation dieser Art nachzufragen: »Ich habe gerade den Vorschlag gemacht… sagt doch bitte, wie ihr darüber denkt.«

Auf die verletzende Bemerkung Ihrer Kollegin können Sie mit einer (verspäteten) Rückmeldung reagieren, etwa: »Was du da gestern so nebenbei gesagt hast, hat mich getroffen.« Und sich vornehmen, eine ähnliche Situation beim nächsten Mal gleich anzusprechen.

Je sensibler Sie für Grenzverletzungen werden und je häufiger Sie aktiv handeln, umso seltener werden neue Groll-Baustellen entstehen.

Resilienz entwickeln

Wie man mit Kränkungen und Zurückweisungen zurechtkommt und das Scheitern von Projekten, Zielen und Plänen verarbeitet, ist wichtig für das Lebensglück. Kränkungen und Versagen gehören zum Leben dazu – manchmal sind sie schwer zu verkraften, manchmal eröffnen sich dadurch auch neue Einsichten oder Chancen. Denn dass es im Leben immer nur bergauf geht und ein Tag schöner wird als der vorherige, ist illusorisch. Wir können vieles von dem, was uns widerfährt, nicht vorhersehen oder beeinflussen. Was wir aber tun können, ist an unserer inneren Haltung zu arbeiten. Einer der Begriffe, die dabei erst in den letzten Jahren in die öffentliche Diskussion gekommen sind, ist Resilienz. Was versteht man darunter?

Als Resilienz (resilience = englisch: Elastizität, Spannkraft) wird die psychische und physische Stärke bezeichnet, die Menschen in die Lage versetzt, Lebenskrisen wie schwere Krankheiten oder langfristige Beeinträchtigungen zu überwinden, ohne in Bitterkeit, Groll und Depression zu verfallen. In schwierigen Momenten versuchen Menschen oft, noch mehr vom selben zu machen, selbst wenn es schon beim ersten Mal schief gegangen ist. Sie hoffen, mehr würde auch mehr nützen. Dahinter steckt die alte Durchhalteparole: Wer sich nur richtig anstrengt, der schafft es auch. Leider ist sie falsch. In verfahrenen Situationen ist eher ein GRUNDSÄTZLICHES UMDENKEN gefragt, eine VÖLLIG NEUE STRATEGIE. Der Leitsatz dazu lautet: »Wenn etwas nicht funktioniert, versuche etwas anderes.«

Resilienz, das flexible Reagieren auf Ereignisse, ist eine Fähigkeit, die jeder lernen kann. Je früher ein Mensch sie erwirbt, umso besser. Doch auch Erwachsene sind zu jedem Zeitpunkt ihres Lebens grundsätzlich in der Lage, flexible Reaktionen zu trainieren. Aber wie geht das? Sehen wir uns einmal an, was resiliente Menschen anders machen:

Resiliente Menschen sind und bleiben optimistisch

Eine optimistische Haltung ist das wichtigste Merkmal von Resilienz. OPTIMISTISCHES DENKEN ist kein Wunschdenken, es erkennt die Realität an. Es geht aber davon aus, dass negative Ereignisse befristet sind und auch wieder bessere Zeiten kommen. Resiliente Menschen verallgemeinern nicht. Müssen sie eine Niederlage einstecken, dann denken sie »War nicht gut, aber ich lerne daraus. Das nächste Mal wird es besser klappen«.

Resiliente Menschen sind flexibel

Sie rechnen mit dem Auf und Ab des Lebens und beschäftigen sich innerlich damit. Sie stellen sich die Frage »Was wäre, wenn…« auch in Zeiten, in denen keine Wolke den Horizont trübt, und nicht erst, wenn die Probleme bereits drängend sind. Sie haben immer einen Plan B in der Tasche, für den Fall, dass sich Dinge anders entwickeln als erhofft.

Resiliente Menschen stellen sich dem Geschehen und akzeptieren ihre Gefühle

Dabei nehmen sie sich Zeit, bis sie wissen was als Nächstes zu tun ist. Derweil suchen sie sich Orte, an denen sie sich wohl fühlen. Dort lassen sie auch ihre Gefühle – Wut, Ängste und Tränen – zu. Sie bemühen sich nicht um eine scheinbar makellose Oberfläche.

Resiliente Menschen bleiben nicht in der Opferhaltung

Auch resiliente Menschen kennen das Gefühl, sich in einer Situation als Opfer zu empfinden. Es gelingt ihnen jedoch, nach einer gewissen Zeit anders über ihre Situation zu denken. Im inneren Dialog ermuntern sie sich mit: »Ich versuche jetzt Folgendes…«

Resiliente Menschen denken lösungsorientiert

Anstatt sich zu fragen »Warum passiert gerade mir das?«, sagen sich resiliente Menschen: »Ich habe nicht erwartet, dass mir so etwas passiert. Aber nun ist die Situation so, wie sie ist, und lässt sich nicht ungeschehen machen. Was kann ich jetzt tun, damit es mir gelingt, dies zu bewältigen?« Sie grübeln also nicht lange über ein Problem nach, sondern suchen nach Lösungsmöglichkeiten.

Resiliente Menschen suchen mit anderen nach Lösungen

Kennzeichen von Resilienz ist auch, wenn von einer Kränkung, einer Krise oder einem Schicksalsschlag betroffene Menschen dazu bereit sind, mit anderen über das zu sprechen, was sie bedrückt. Wie psychologische Studien belegen, können diejenigen Menschen schlimme Ereignisse besser bewältigen, die in einer BEZIEHUNG, einer FAMILIE oder einem Kreis GUTER FREUNDE integriert sind. Resiliente Menschen wenden sich in Krisensituationen an die »richtigen« Menschen. Sie holen sich Rat und Hilfe von jenen, die sich nicht vor Gefühlen fürchten, sondern sich einfühlsam verhalten, die sie ermutigen, sie an ihre Stärken und persönlichen Qualitäten erinnern.

Resiliente Menschen versinken nicht in Selbstvorwürfen

Resiliente Menschen stellen Selbstanklagen ziemlich rasch ein und beginnen, ihren eigenen Anteil am Geschehen realistisch einschätzen. Sie sehen sich nicht als Alleinschuldige, sondern ziehen mit in Betracht, was andere oder auch die Situation selbst beigesteuert haben.

Die Hauptkennzeichen von Resilienz sind eine lösungsorientierte Haltung und ein aufbauender innerer Dialog. Diese Resilienz-Strategien bieten auch Lösungsansätze, um möglichst stressfrei den Alltag zu bewältigen.

Hallo Glückshormone! –
Die Lebensfreude willkomen heißen

Lebensfreude entsteht ganz einfach dadurch, dass Sie das Leben annehmen, wie es momentan ist. Sagen Sie deshalb Ja zu sich selbst, Ihrer Existenz, zur Tatsache, Freundinnen und Freunde, ein Dach über dem Kopf und so vieles mehr zu haben. Akzeptieren Sie auch Ihre Vergangenheit, mit allem, was geschehen ist. Sie werden merken, wie das **IHREN KOPF UND IHR HERZ BEFREIT**. Neue Energie fließt Ihnen zu, mit der Sie unbeschwert im Heute den Weg in die Zukunft gestalten können. Versuchen Sie auch andere Menschen so zu nehmen, wie sie sind, selbst wenn sich deren Werte, Ziele und Prioritäten von Ihren komplett unterscheiden. Damit ist allerdings nicht gemeint, sich alles gefallen zu lassen. Es ist sehr wohl möglich, jemanden zu schätzen und zu mögen und trotzdem bestimmte Verhaltensweisen nicht zu akzeptieren oder Grenzen zu setzen.

Üben Sie Ihr »Ja!« zum Leben

Gut üben lässt sich das Ja in besonders schönen Augenblicken, indem Sie diese ganz bewusst erleben und Ihr Ja dazu deutlich fühlen. Mit der Zeit können Sie das dann ausdehnen von den **STERNSTUNDEN** in die kleinen **ALLTAGSFREUDEN** hinein und schließlich auch auf die Dinge, mit denen Sie bisher innerlich im Unfrieden gewesen sind. Immer wieder über den ganzen Tag verteilt ganz bewusst gedacht und gefühlt, stärkt das Ja ganz erheblich die Lebenszufriedenheit. Probieren Sie es einfach aus!

Das Ja in Ihre innere Haltung zu integrieren, erleichtert den Umgang mit den vielen kleinen Widrigkeiten, die der Alltag manchmal so bereithält. Einige Impulse dazu geben Ihnen die nachfolgenden Tipps.

Tipps für Resilienz und Wohlbefinden

Seien Sie sich Ihrer Einzigartigkeit bewusst

Es gibt keinen Menschen, der genau so ist wie Sie. Allein das gibt Ihnen in Ihrem Leben schon Wert und Bedeutung. Sie sind einfach so schon etwas Besonderes.

Sie sind der wichtigste Mensch in Ihrem Leben

Lernen Sie deshalb gut für sich zu sorgen und in Harmonie mit sich zu leben. Schließlich sind Sie täglich 24 Stunden ununterbrochen mit sich selbst zusammen. Niemand sonst teilt so viel Zeit mit Ihnen.

Seien Sie sich selbst die beste Freundin

Akzeptieren Sie sich genau so, wie Sie sind. Und gerade auch dann, wenn Ihnen Fehler unterlaufen oder Sie eigene Vorsätze nicht eingehalten haben. An der eigenen Entwicklung zu arbeiten ist gut und wichtig, doch ebenso wichtig ist es, grundsätzlich eine positive Haltung sich selbst gegenüber einzunehmen und einen liebevollen inneren Dialog zu führen – egal ob gerade Erfolg oder Misserfolg angesagt ist.

Machen Sie sich öfter bewusst, dass das Leben endlich ist

Dadurch wird der Wert der Zeit, die zur Verfügung steht, viel deutlicher, und Sie können klarer einschätzen, was für Sie wichtig ist und was nicht.

Üben Sie Dankbarkeit

Beginnen Sie mehr und mehr wertzuschätzen, was Sie sind, haben und tun, und auch das, was andere Ihnen schenken. Im Grunde ist nichts selbstverständlich. Machen Sie folgende kleine Übung: Zählen Sie, sobald Sie morgens aufwachen, an den Fingern Ihrer rechten oder linken Hand fünf Gründe für Dankbarkeit ab. Lassen Sie sich jeden Morgen fünf andere einfallen. Das können auch ganz kleine Dinge sein. Wenn Sie dieses Ritual einen Monat lang beibehalten, werden Sie merken, dass sich Ihre Stimmung ganz erheblich aufgehellt hat.

Richten Sie den Blick häufig auf Erfreuliches

Gerade auch in Zeiten, wo die Dinge nicht so laufen, wie Sie es gerne hätten. Erweitern Sie Ihr Blickfeld: Starren Sie nicht wie gebannt auf das, was gerade nicht klappt, sondern nehmen Sie auch all das wahr, was gut funktioniert, Spaß macht und Ihr Leben bereichert.

Und erinnern Sie sich immer wieder daran: So manches, was als Kränkung oder Krise daherkam, stellte sich später als nützlich oder sogar als Glücksfall heraus – weil Sie daraus etwas Wichtiges gelernt haben oder Sie in dem Zusammenhang neue Menschen kennen gelernt haben.

Lachen macht vieles leichter

Lachen ist die beste Medizin, sagt der Volksmund. Und tatsächlich: Eine Minute Lachen wirkt wie eine Fitness- und Wellnessdusche. Wer sich richtig vor Lachen ausschüttet, bewegt dabei bis zu 80 Muskeln. Kurzfristig kommt der Körper in einen positiven Stresszustand, der das Leben erfrischt – und es auch verlängert. Tatsächlich haben humorvolle Menschen in der Regel ein stabileres Immunsystem als humorlose. Menschen, die viel und gern lachen, haben bessere Chancen gesund zu bleiben und länger zu leben. Lachen wirkt wie innerliches Jogging für den Organismus und ist gleichzeitig BALSAM FÜR DIE SEELE. Selbst wenn Sie nur eine Minute lächeln – gerade dann, wenn Ihnen nicht danach ist –, heben Sie damit Ihre Stimmung.

Wer viel lacht, setzt dadurch schnell einen positiven Kreislauf in Gang: Das Wohlbefinden wird gesteigert, der Job geht leichter von der Hand, Freundlichkeit und Toleranz nehmen zu. Menschen mit Humor sind meist mit mehr Lust bei der Arbeit und erfolgreicher als solche mit inneren Groll-Baustellen. Vielleicht liegt es daran, dass Lachen die Kreativität anregt und somit FRÖHLICHEN MENSCHEN einfach mehr einfällt als anderen, weil sie den Kopf frei haben und nicht alte Kränkungen, Misstrauen und Bitterkeit als Rucksack mit sich herumschleppen müssen. Groll führt zu mehr Groll, Lachen führt zu mehr Lachen. Und: Lachen oder auch Lächeln kann »trainiert« werden.

ÜBUNG

Sich und der Welt ein Lächeln schenken

→ Nehmen Sie sich Zeit und stellen Sie sich vor einen Spiegel.

→ Stellen Sie sich die Form einer liegenden Mondsichel vor, die etwa so breit ist wie Ihr Mund.

→ Rufen Sie sich etwas Lustiges in Erinnerung, etwas, was Sie zum Lachen oder zumindest zum Lächeln bringt.

→ Malen Sie sich nun aus, dass Sie die liegende Mondsichel zwischen Daumen und Zeigefinger nehmen und sie mit einem kleinen Abstand vor Ihren Mund halten.

→ Verbreitern Sie dieses Lächeln, lassen Sie es in Ihrer Vorstellung immer breiter werden, breiten Sie es über das Zimmer, das Haus, Ihren Wohnort, das ganze Land und die ganze Welt hinweg aus.

→ Spüren Sie nach, wie Sie sich nun fühlen. Führen Sie die Übung auch dann durch, wenn Ihre Stimmung im Keller ist.

Glück und gute Laune
im Alltag

Das Glück steht derzeit hoch im Kurs, die Zahl der Glücksbücher wächst und wächst. Doch Glück entsteht nicht durchs Lesen oder wie von selbst. GLÜCK setzt, wie wir gesehen haben, eben auch eine gewisse Bereitschaft dazu voraus. Wer gewohnt ist, immer das Schlimmste zu erwarten, hat eine Brille auf, die so dunkel ist, dass er das Glück gar nicht sehen kann. Glücksgefühle entstehen im Kopf, aber ihre Auswirkungen spürt man im ganzen Körper. Was Glücksgefühle macht und wie sie erlebt werden, hängt auch vom jeweiligen Alter ab. »In verschiedenen Lebensphasen wechseln die Dinge, die ein Mensch mit Glück und Wohlbefinden verbindet«, findet die Bremer Professorin Ursula Staudinger, die eine Reihe psychologischer Studien zu diesem Thema verglichen hat. Ihrer Ansicht nach gibt es keine Lebensphasen, die an sich besonders glücklich oder unglücklich sind, da jede Lebensphase eine neue KOMBINATION von Herausforderungen bereithält. Im Lauf des Lebens ändert sich nur die Vorstellung davon, was als Glück bringend erlebt wird. Vielleicht wird Ihnen gerade während der Wechseljahre, die ja eine Umbruchphase in Ihrem Leben darstellen, deutlich bewusst, dass es nicht die Dinge selbst sind, die Sie glücklich oder unglücklich machen, sondern Ihre innere Haltung dazu. Wenn Sie dann Lust bekommen, viele Dinge anders zu tun als bisher, bietet Ihnen der Alltag ein reiches Übungsfeld.

Freude im Alltag

Überprüfen Sie zum Beispiel, wie Sie Ihrer Arbeit gegenüber eingestellt sind. Wenn Sie sie als Frondienst ansehen, dann kommt wenig Freude auf. Gelingt es Ihnen hingegen, sich die betrieblichen Vorgaben zu eigen zu machen, sich in Ihrem täglichen Tun selbst definierte Ziele zu setzen und diese dann zu erreichen, dann steigt das GUTE-LAUNE-BAROMETER. Je mehr eigene Gedanken und Vorstellungen Sie in Ihre Arbeit einfließen lassen können, desto mehr werden Sie sich damit identifizieren und Freude empfinden.

Viele Menschen, die unzufrieden in ihrem Job sind, denken eindimensional. Sie wollen einfach nur weg und anderswo neu anfangen. Besser ist es, sich erst einmal über die eigenen Erwartungen und Möglichkeiten klar zu werden. Vielleicht hat sich auch bei Ihnen so viel unterschwellige Unzufriedenheit angesammelt, dass es Ihnen verführerisch erscheint, alles hinzuschmeißen. Langweilige Tätigkeiten, Routine, das Gefühl, dass Sie eigentlich viel mehr könnten – aber dies gar nicht wahrgenommen wird. Welche Ihrer Fähigkeiten liegen brach, weil Sie sie nicht einsetzen können? Was stört Sie an Ihrem Arbeitsplatz am meisten? Gibt es andere Aufgaben in der Firma, die Ihnen viel mehr liegen würden? Und: Was empfinden Sie als gut und in Ordnung in Ihrem Job, was gefällt Ihnen daran? Was genau müsste sich verändern, damit Sie wieder lieber zur Arbeit gehen würden? Wenn Ihnen klar wird, welche Richtung Sie in Ihrem Job einschlagen möchten, sprechen Sie mit Vorgesetzten über VERÄNDERUNGSMÖGLICHKEITEN.

Ping-Pong mit Routineaufgaben

Routinearbeiten sind wenig spannend. Trotzdem müssen sie aus diesem oder jenem zwingenden Grund getan werden. Wie etwa auf bestimmte Mails reagieren, Steuerunterlagen bearbeiten, putzen, bügeln, das Katzenklo reinigen und andere ungeliebte Arbeiten. Sie aufzuschieben bringt rein gar nichts, dann würden Sie ständig daran denken, dass sie noch zu tun sind. Deshalb: Kleinigkeiten sofort erledigen. Für größere Aktionen, die mehr Aufwand erfordern, am besten einen Termin setzen, sie in handhabbare Portionen einteilen und von vornherein schon genussvolle Pausen dazwischen einplanen.

Auch bei Routinearbeiten spielt Ihre innere Haltung eine große Rolle. Sicher stemmt sich alles in Ihnen gegen die langweilige Tätigkeit. Sie fühlen sich wie in einer Tretmühle gefangen und hoffen, dass der trostlose Frondienst bald vorbei ist. Währenddessen produziert Ihr Gehirn fleißig Stresshormone, die Übles in Ihrem Organismus anrichten. Ein erster Schritt auf dem Weg zu einer neuen Arbeitsmoral: Tauschen Sie das Bild von der Tretmühle gegen das von einem Surfbrett aus, mit dem Sie durch Ihren Arbeitstag reiten, Welle rauf, Welle runter. Vielleicht merken Sie so, dass Ihre Arbeit wesentlich abwechslungsreicher ist, als Sie dachten. Sie lernen, sich in heftigen Zeiten, wenn die Arbeit sich türmt und das Telefon nicht still stehen will, ganz und gar einzusetzen. Dann sind Sie sozusagen oben auf der Welle und gehen die Dinge aktiv an. Wenn es weniger zu tun gibt, die Welle also runter geht, ist Entspannung angesagt. Eine öde Routinearbeit verwandelt sich dann in eine ganz passable Möglichkeit, um sich von Anstrengung und Zeitdruck zu ERHOLEN. Teilen Sie, wo immer es geht, Ihren Tag in Rhythmen ein, sodass Schnell mit Langsam wechselt sowie Spannend mit Entspannend.

Routine als Spiel

Sie können anfangen, Routinearbeiten als eine Art Spiel oder Wettkampf zu sehen – mit sich selbst oder mit anderen. Schaffen Sie sich selbst ein paar Herausforderungen: Was ist eigentlich die effektivste Methode einen Arbeitsstapel zu bewältigen? Können Sie Dinge besser, anders, mit mehr Köpfchen erledigen als bisher? Welche neuen Lösungen könnte es geben? Können Sie sich besonders langweilige Tätigkeiten mit Musik oder einer CD verschönen? Oder Sie beginnen einen Tauschhandel mit einer Kollegin um ungeliebte Tätigkeiten: »Machst du dies, dann mach ich das und hinterher trinken wir zusammen einen Kaffee?« Das erleichtert nicht nur den Arbeitsalltag, sondern macht auch mehr Vergnügen und bringt neue Ideen.

Routine als Meditation

Machen Sie Routinearbeiten zu etwas Besonderem, indem Sie sie äußerst konzentriert und achtsam erledigen: Dadurch wird jeder einzelne Handgriff zur Meditation. Für diese Art meditativer Übung eignen sich auch Hausarbeiten besonders gut, die meist ganz unten auf der Beliebtheitsskala stehen. Bewusstes Tun schafft innere H A R M O N I E. Sie können Haus- und Gartenarbeit außerdem dazu nutzen, sich selbst und Ihren Körper intensiv wahrzunehmen. Erleben Sie Ihren Körper und Ihre Bewegungen ganz bewusst. So geht Ihnen die Hausarbeit leichter von der Hand, und Sie tun gleichzeitig etwas für Ihre Konzentrationsfähigkeit, Ihre Stimmung, Ihre Beweglichkeit und Ihr Körpergefühl.

Warteschlangen bändigen

Sie kennen das wahrscheinlich auch: Die Schlange im Supermarkt, an der Sie sich angestellt haben, ist genau die, die sich am langsamsten vorwärts bewegt. Trösten Sie sich – die Frau, die sich nebenan angestellt hat, glaubt das von ihrer Warteschlange auch. Im Alltag gibt es immer wieder Situationen, in denen wir einfach herumstehen oder -sitzen und auf etwas warten müssen: auf den Bus, beim Bäcker, im Stau auf der Autobahn, in diversen Wartezimmern. Was nützt es eigentlich, wenn Sie sich in solchen Momenten ärgern? Das würde nur Ihrem Hormonsystem schaden. Stellen Sie sich lieber auf solche Wartesituationen ein und überlegen Sie sich, wie Sie das Beste aus ihnen herausholen können. Meine Freundin Karen hört im Auto Kassetten zu Themen, die sie interessieren. Seitdem nimmt sie jeden Stau wesentlich gelassener. Anne-Kathrin nutzt diese Pausen, um mit isometrischen Übungen etwas für ihren Körper zu tun: Muskeln anspannen und entspannen, ganz kleine Bewegungen, die von der Umgebung unbemerkt bleiben. Es gibt noch viele andere Möglichkeiten. Entscheiden Sie sich für etwas, was stimmig und sinnvoll für Sie ist.

Die innere Haltung ändern – dauerhaft!

Wie können Sie Ihre innere Haltung dauerhaft ändern, und zwar so, dass sie länger als ein paar Tage bestehen bleibt? Indem Sie Ihre Erinnerung nutzen und mit ihrer Hilfe »Anker« setzen. Sie kennen das: Wenn Sie zum Beispiel einen bestimmten Song hören, erinnert dieser Sie an eine ganz bestimmte Zeit in Ihrem Leben – in Ihnen steigen innere Bilder und Gefühle dazu auf. Oder wenn Sie sich Urlaubsfotos ansehen, ist der Urlaub für Sie geistig wieder präsent. Wollen Sie also bestimmte Aspekte Ihrer inneren Haltung ändern, sammeln Sie Bilder, Zitate, Gedichte, Textpassagen, Fotos, Hörbares und Ähnliches dazu und umgeben Sie sich damit. Schaffen Sie sich damit Ihre persönliche Zukunfts-Ecke. Hängen Sie die Texte oder Bilder dort auf, wo Sie sie möglichst oft vor Augen haben. In meinem Flur habe ich zum Beispiel ein großes chinesisches Rollbild mit einem Tiger aufgehängt. Dieses Tier symbolisiert für mich Kraft, Schnelligkeit und die Fähigkeit zuzupacken. Wann immer ich das Bild sehe, werden die Kräfte aktiviert, die ich für die Verwirklichung meiner Ziele brauche.

Führen Sie ein Freude-Tagebuch

Legen Sie sich eine besondere Art Tagebuch zu, in das Sie alles hineinschreiben, was Sie erfreut und begeistert: Momente der Dankbarkeit genauso wie Freude über Gelungenes, Freude über sich selbst und über andere, GLÜCKSMOMENTE, Überraschungen, Unverhofftes. Wie ausführlich Sie das tun, entscheiden Sie selbst. Sie sollten nur wissen, was mit Ihren Notizen jeweils gemeint ist. Das Freude-Tagebuch macht Sie sensibel für Er-freu-liches. Wundern Sie sich also nicht, wenn Ihre Einträge mit der Zeit mehr und ausführlicher werden.

Eins noch: Lesen Sie jeden Sonntagmorgen, was Sie die Woche über Erfreuliches gefunden haben, einfach so hintereinander weg. Das schenkt Ihnen eine Extra-Portion Freude.

Sich ganzheitlich wohl fühlen

4

→ Während der Wechseljahre verändern sich Ihr Aussehen, Ihr Körper und Ihr Energielevel. Vieles, was bisher selbstverständlich war, braucht jetzt mehr Aufmerksamkeit, damit Sie auf allen Ebenen fit bleiben. Lernen Sie sich und Ihren Körper mehr zu umsorgen, gönnen Sie sich eine vitalstoffreiche Ernährung, viel Bewegung und wohltuende Entspannung. Bleiben Sie auch geistig fit, indem Sie Ungewohntes ausprobieren und Ihre Kreativität fördern.

Wie beeinflussen Körper, Geist und Seele sich wechselseitig?

Ihre äußere Erscheinung, die für Sie typische Art sich zu bewegen und Ihre innere Haltung sind die drei Ebenen, die das Bild formen, das Sie von sich selbst haben. Ihre äußere Erscheinung ist das, was Sie der Welt von sich zeigen, Ihre Körpersilhouette, Haltung, Gestik und Mimik. Wenn Sie sich selbst unattraktiv fühlen, liegen dem die von Ihnen verinnerlichten Überzeugungen zugrunde, die wiederum auch von gesellschaftlichen Normen und Idealvorstellungen beeinflusst sind. Erst langsam rückt die Schönheit reifer Frauen ins Blickfeld – zuvor herrschte in den Medien ausschließlich Jugendkult. Der gab in gewisser Weise bestimmte Schönheitsnormen für Körperform, Gewicht, Beschaffenheit von Haut, Haar, Augen, Lippen, Nase und so weiter vor. Haben Sie dieses von außen auferlegte Diktat unreflektiert zum eigenen Maßstab gemacht, ist Unzufriedenheit vorprogrammiert. Wenn Sie glauben, nur Körper in Kleidergrößen zwischen 36 und 40 seien attraktiv und würden Anerkennung und Erfolg garantieren, so müssen Sie sich zwangsläufig mit Größe 42 unbehaglich fühlen. Allgemeiner gesprochen heißt das: Es schwächt Sie, wenn Sie sich selbst einreden, dass mit Ihrem Körper, so wie er ist, etwas nicht stimmt. Sie fühlen sich dann unzulänglich, entwickeln vielleicht auch Scham, Hemmungen und Ängste bis hin zu sexuellen Blockaden. Mögen Sie Ihren Körper hingegen und fühlen Sie sich mit ihm wohl, dann strahlen Sie ATTRAKTIVITÄT und LEBENDIGKEIT aus.

Botschaften des Körpers

Frauen sind äußerst körperbewusst. Sie kümmern sich meist mehr als Männer um ihre Gesundheit und um ihren Körper. Während der Wechseljahre ist es der Körper, der ihnen mehr oder weniger dezent das Älterwerden klarmacht. Der Blick in den Spiegel zeigt die Veränderungen an. Ihre Haut ist nicht mehr so straff wie bisher, und es zeigen sich PÖLSTERCHEN dort, wo vorher keine waren. Gewöhnungsbedürftig ist es schon, wenn das Bindegewebe der Haut nachgibt und die Schwerkraft Brust und Po unerbittlich abwärts streben lässt. Es ist verständlich, dass diese Veränderungen wehmütige Gefühle hervorrufen. Geben Sie diesen Emotionen nach, schieben Sie sie nicht weg und hadern Sie nicht mit ihnen. Hören Sie aber auch auf, Ihren Körper mit den Maßstäben einer jungen Erwachsenen zu messen. Nur dann wird es Ihnen gelingen, ihn weiterhin zu mögen, sich selbst schön zu finden und das Älterwerden anzunehmen. Es braucht Zeit, sich daran zu gewöhnen, dass Sie nie wieder so aussehen werden wie mit 20 oder mit 30, und sich von der Vorstellung ewiger Jugend zu verabschieden.

Die eigene Schönheit neu entdecken

Was ist eigentlich Schönheit? Sind Frauen nur schön, wenn sie jung sind? Ganz und gar nicht! Schönheit hat wenig mit einem faltenlosen Gesicht und einem pfirsichzarten Teint oder Kleidergröße 36 zu tun, aber viel mit der Gesamtausstrahlung einer Person. Eine Frau, die im Einklang mit sich selbst ist, innere Groll-Baustellen ent-bittert hat und eine optimistische innere Haltung pflegt, steht ganz anders da als ihre Altersgenossin, die sich selbst oder die anderen nicht mag, sich aber ständig mit ihnen vergleicht. Schönheit hat viel mit Persönlichkeit zu tun, damit, wie viel NATÜRLICHKEIT, LEBENDIGKEIT, WÄRME und HERZLICHKEIT jemand besitzt.

Ist eine Frau einseitig auf ein perfektes Äußeres fixiert, glaubt sie, im Alter immer »weniger« zu werden, nährt sie so eine Groll-Dauerbaustelle. Die Sehnsucht nach Schönheit ist oft deshalb so groß, weil sie dauerhaftes Glück und INNERE ZUFRIEDENHEIT zu versprechen scheint. Doch das kann auch Schönheit nicht garantieren, ebenso wenig wie Anerkennung oder eine gute Partnerschaft. Nicht Attraktivität zieht Glücklichsein nach sich, es ist genau anders herum: Menschen, die glücklich sind, werden oft als attraktiv wahrgenommen.

> Tu Deinem **Körper** Gutes,
> damit Deine **Seele** Lust hat, darin zu wohnen.
>
> [Theresa von Avila]

Wie zufrieden sind Sie selbst mit Ihrem Körper? Andere Menschen haben keinen Einfluss darauf, ob Sie sich in ihm wohl fühlen oder nicht. Lehnen Sie selbst Ihren Körper ab, können Sie auch keine Komplimente annehmen, die Ihnen zu Ihrer Figur, Ihrem Gesicht oder Ihren Beinen gemacht werden. Mögen Sie sich selbst und Ihren Körper, dann gehen Sie ganz automatisch gut mit sich um und werden von anderen wertgeschätzt. Durch eine bejahende innere Haltung stärken Sie Ihr Wohlbefinden im Körper und Ihre attraktive Ausstrahlung. Kultivieren Sie deshalb die Überzeugung, dass Ihr Körper schön, einzigartig und liebenswert ist – so wie er ist (→ siehe Seite 106).
Vielleicht ist es für Sie anfangs ungewohnt, so voller WERTSCHÄTZUNG für sich selbst zu sein, und es beschleicht Sie das Gefühl, Sie würden sich etwas vormachen. Das ist ganz normal, wahrscheinlich haben Sie sich dann schon sehr lange eingeredet, unattraktiv zu sein. Auch eine neue Überzeugung braucht ausreichend Zeit, um zu wachsen und sich »richtig« anzufühlen.

ÜBUNG

Die große Klaviatur meines Körpers

❶ Stellen Sie sich nackt vor den Spiegel und betrachten Sie sich aufmerksam und voller Wertschätzung. Seien Sie sich bewusst, dass Ihr Körper aus vielen unterschiedlichen Partien besteht: Stirn, Augen, Rücken, Lippen, Ohrläppchen, Waden, Kopfhaar, Finger, Zehen und vielem mehr.

❷ Fragen Sie sich, welche Körperteile Ihnen gut gefallen, betrachten Sie sie und sagen Sie dann zu jedem einzelnen so etwas wie: »Schön, dass es dich gibt« oder »Schön, dass du da bist.«

❸ Dann wenden Sie Ihre Aufmerksam den Teilen zu, mit denen Sie gut leben können und nicken ihnen freundlich zu.

❹ Nun betrachten Sie nach und nach die Teile, die Ihnen nicht gefallen. Sagen Sie jedem einzelnen von ihnen so etwas wie: »Ja, du gehörst auch zu mir. Ich bin bereit, dich anzunehmen.« Wenn Ihnen das schwer fällt, schwächen Sie den Satz ab, etwa in: »Ich möchte dich akzeptieren lernen.« Probieren Sie mehrere Formulierungen aus, bis Sie die für Sie richtige finden.

❺ Springen Sie mit Ihrer Aufmerksamkeit ein paar Mal hin und her zwischen den »Ja-mag-ich«-, den »Akzeptier-ich«- und den »Kann-ich-schwer-akzeptieren«-Teilen. Das lockert die festgefahrenen Einstellungen zu sich selbst auf. Ihnen wird dadurch klar: Ihr Körper ist weder vollkommen hässlich noch makellos schön. Sie sind eine individuelle Mischung aus ganz unterschiedlichen Aspekten und in genau dieser Mischung einzigartig. Spüren Sie diesem Gefühl der Einmaligkeit nach.

❻ Beenden Sie die Übung mit einer Würdigung an den gesamten Körper, mit all seinen verschiedenen Teilen. Sagen Sie etwas wie: »Mit all meinen körperlichen Eigenheiten bin ich schön, einzigartig und unverwechselbar.« Oder finden Sie für sich einen Satz, der dieses Akzeptieren für Sie persönlich am besten ausdrückt.

Power für Ihr Kraftwerk

Zum Wohlfühlen gehört Energie. Sie sind Empfängerin, Umwandlerin und auch Senderin von Energie. Sie brauchen sie zum Leben, um sich bewegen zu können, um aktiv und kreativ zu sein. Ihr Energielevel ändert sich von Tag zu Tag, von Stunde zu Stunde, haushalten Sie deshalb mit Ihrer Energie – legen Sie rechtzeitig Pausen ein. Neben sauerstoffreicher Luft, gesunder Ernährung, Entspannung und Schlaf schenken auch innere Versöhnungsprozesse wieder neue Kraft. Positive Rückwirkungen auf Ihr Wohlbefinden, Ihre Gesundheit und die Arbeit des Immunsystems hat es auch, wenn Sie Dinge tun, die Sie lieben und genießen, wenn Sie Ihrem Gehirn geistiges Futter bieten und Ihren Alltag kreativ gestalten.

ÜBUNG

Die eigene Energie fühlen

1 Reiben Sie Ihre Hände fest aneinander, bis sich in beiden Händen ein Wärmegefühl ausbreitet.

2 Führen Sie Ihre Hände zusammen, so als wollten Sie zwischen ihnen einen Tennisball festhalten.

3 Bewegen Sie die Hände nun ganz langsam voneinander weg und nehmen Sie die Energie im Raum zwischen den Händen wahr.

4 Bewegen Sie nun Ihre Hände ganz langsam immer weiter auseinander. Bis zu welchem Abstand spüren Sie die Energie noch?

ÜBUNG

Wie ich mit meiner Energie umgehe

Mit den folgenden fünf Fragen finden Sie heraus, wofür Sie Energie einsetzen oder verschwenden, aber auch, was Ihre Energiequellen sind und wohin Sie Ihre Energie bewusst lenken möchten.

Wofür setze ich Energie ein?
Denken Sie dabei an eine typische Woche in Ihrem Alltag und daran, in welche Aufgaben Sie die meiste Energie stecken:

Was kostet mich Energie?
Zählen Sie hier alles auf, was Sie tun müssen, ohne es tun zu wollen:

Woher beziehe ich meine Energie?
Werden Sie sich Ihrer Energiequellen bewusst. Nennen Sie alle Dinge und Tätigkeiten, die Ihnen Spaß machen und Sie stärken:

Wofür will ich künftig weniger Energie investieren?
Machen Sie sich klar, in welchen Bereichen Sie Ihre Energie sparen können:

Woher kann ich mehr Energie beziehen?
Schreiben Sie alles auf, von dem Sie glauben, dass es Ihnen Energie schenkt:

ÜBUNG

Pore Breathing

Pore Breathing, also die Poren-Atmung, ist eine Übung, die sehr viel Energie gibt, Sie gleichzeitig beruhigt und quicklebendig macht. Atmen Sie dabei tief, aber ganz laaaangsaaaam – nicht hyperventilieren:

1. Stellen Sie sich locker aufrecht hin und strecken Sie Ihre Arme seitlich von Ihrem Körper aus. Die Handflächen zeigen nach oben.

2. Atmen Sie tief durch die Nase ein und konzentrieren Sie sich dabei auf Ihre Handflächen. Nehmen Sie wahr, wie sich die Haut an Ihren Handflächen ausdehnt. Das passiert tatsächlich: Die Hautoberfläche und die Poren weiten sich bei jedem Einatmen, Sie nehmen so auch über die Haut Sauerstoff auf.

3. Machen Sie nun 10 bis 15 Atemzüge und stellen Sie sich dabei vor, wie sich beim Einatmen die Poren auf der gesamten Hautoberfläche Ihres Körpers öffnen und Energie aufnehmen. Beim Ausatmen stellen Sie sich vor, wie sich die Poren zusammenziehen und die aufgenommene Energie im Körper gespeichert wird.

4. Konzentrieren Sie sich auf dieses immerwährende Ein und Aus und fühlen Sie die Energie – in Ihrem ganzen Körper.

5. Wenn Sie genug Energie getankt haben, lassen Sie die Arme sinken und spüren Sie der Wirkung zwei bis drei Atemzüge nach.

Energie-Tipp: Singen

Singen stärkt das Atemvolumen, die Ausdrucksfähigkeit, hält die Stimme elastisch und trägt viel zum persönlichen Wohlbefinden bei. Nach einer Studie der Universität Frankfurt regt Singen die Produktion von Antikörpern an. Wer regelmäßig singt, verbessert Atmung und Sauerstoffversorgung, stimuliert den Kreislauf und versetzt den Körper insgesamt in eine »AUSBALANCIERTE SPANNUNG«.

Das richtige Essen
hält rundum fit

Freude am Essen, Lust am Genuss und eine ausgewogene Nährstoffbilanz – all das macht eine rundum gute Ernährung aus. Mit einer optimalen Zusammenstellung Ihres Speiseplans können Sie auch gerade während der Wechseljahre Ihre GESUNDHEIT UNTERSTÜTZEN. Dabei kommt es auf die richtige Menge und die Kombination der Nahrungsmittel an. Nehmen Sie sich vor allem Zeit fürs Essen und Trinken! Essen bedeutet viel mehr als reine Kalorien- und Nährstoffzufuhr. Wirklich nährend wirken Mahlzeiten, die in angenehmer Atmosphäre ohne Stress und Hektik eingenommen werden. Das Gehirn meldet erst nach etwa 20 Minuten ein Sättigungsgefühl an. Haben Sie also innerhalb dieser Zeit mehr gegessen als notwendig, verursacht das nicht nur Magendrücken und Unwohlsein, sondern lässt auf Dauer auch die Anzeige auf der Waage kräftiger ausschlagen.

Der Mensch ist, was er isst

Unsere Essgewohnheiten haben sich in den vergangenen Jahrzehnten STARK VERÄNDERT. Zwar ist es heute dank des wirtschaftlichen und technologischen Wandels möglich geworden, Lebensmittel rasch und preisgünstig zu produzieren und zuzubereiten – jedoch hat sich die Ernährungsweise dadurch nicht verbessert. Ganz im Gegenteil: Laut der Studie »Feeding Minds« essen wir heute zum Beispiel ein Viertel weniger Gemüse und zwei Drittel weniger Fisch als vor fünfzig Jahren. Derartig veränderte Essgewohnheiten begünstigen Diabetes, Herz-Kreislauf-Erkrankungen, Krebs, Depressionen, psychische Störungen, die Aufmerksamkeitsdefizit-Hyperaktivitätsstörung (ADHS) und Alzheimer-Demenz.

In der Lebensmitte ist es sinnvoll, die eigenen Ernährungsgewohnheiten auf den Prüfstand zu stellen. Hat der Körper jahrelang trotz gravierender Ernährungsfehler einfach so funktioniert, gleicht er diese jetzt nicht mehr so schnell wieder aus, auch nicht durch Vitaminpillen, Nahrungsergänzungs- oder gar Abführmittel. In den Wechseljahren stellen manche Frauen auch ziemlich überrascht fest, dass sie nicht mehr das Gleiche in ähnlicher Menge wie mit 30 oder 40 essen können ohne zuzunehmen. Das liegt daran, dass der Energiebedarf sich ändert: Sie brauchen einfach WENIGER.

Vergessen Sie Crash-Diäten

Radikalkuren bringen Ihnen auf lange Sicht gar nichts, weil sie zu Nährstoffmangel führen und einen sehr ungesunden Jo-Jo-Effekt zur Folge haben können. Die Anzahl der Fettzellen im Körper wird schon in der frühen Kindheit festgelegt. Diese verfügen über einen »Set-Point«, dessen Aufgabe es ist, den Füllungszustand der Fettzellen zu überwachen. Was bedeutet: Wenn Sie schnell abnehmen, versucht der Set-Point, seinen ursprünglichen Level wieder herzustellen – Sie nehmen wieder zu. Dieser Set-Point kann nur sehr langsam abgesenkt werden. Wenn Sie abnehmen wollen, dann nicht mehr als ein Kilo in zwei Wochen. Nicht mit einer Diät, sondern mit einer gezielten Ernährungsumstellung und viel Bewegung.

Drei goldene Essregeln

REGEL 1: Gehen Sie nie hungrig einkaufen, denn dann könnten Dinge in Ihrem Einkaufswagen landen, die gar nicht auf Ihrer Liste standen! Kekse, Schokolade, Süßigkeiten… Leere Kalorien, die Ihnen die nächste Hungerattacke innerhalb kürzester Zeit garantieren. Essen Sie lieber vor dem Einkaufen eine Kleinigkeit, etwa einen Apfel oder eine Banane, trinken Sie eine Saftschorle oder ein Glas Gemüsesaft.

REGEL 2: Essen Sie möglichst nicht am Schreibtisch, im Auto oder so »nebenher« vor dem Fernseher, sonst fehlt das Gefühl, sich etwas Gutes gegönnt zu haben. Nebenher essen heißt auch unkontrolliert zu essen und damit leicht zu viel. Legen Sie lieber eine Pause ein und schaffen Sie sich zum Essen eine angenehme Umgebung, mit einem hübschen Tischset, schönem Geschirr in Ihren Lieblingsfarben und -formen, und stellen Sie Blumen oder eine Obstschale mit auf den Tisch. Genießen Sie DAS ESSEN BEWUSST, dann essen Sie auch langsamer und registrieren eher, wann Sie satt sind.

REGEL 3: Essen Sie, wenn Sie Hunger haben – und nur dann. Essen Sie nicht aus Langeweile, Gewohnheit oder weil Sie sich verärgert, traurig oder mutlos fühlen. Essen, wenn Sie Hunger haben, heißt auch: dann wirklich essen! Lassen Sie Hunger nie zum Heißhunger werden, denn ausgehungert essen Sie oft viel mehr als nötig.

Herz-, hirn- und knochengesund essen

Die lebensnotwendigen Bestandteile unserer Nahrung sind Kohlenhydrate, Proteine, Fette, Vitamine, Mineralstoffe und Spurenelemente, Ballaststoffe und Wasser. Eine gesunde und ausgewogene Ernährung ist in und nach den Wechseljahren besonders wichtig. Da die hormonelle Schutzwirkung der Östrogene für das Herz-Kreislauf-System und den Knochenstoffwechsel nachlässt, sollten Sie bereits vor der Menopause, so etwa ab 40, auf kalzium- und vitaminreichere Kost umstellen. Ziehen Sie außerdem pflanzliche Eiweiße den tierischen vor. Anstelle von Fleisch und Wurst bringen Sie besser häufig Hülsenfrüchte und speziell Sojaprodukte auf Ihren Speiseplan. Hülsenfrüchte, grünes Gemüse, Vollkorngetreide, Milchprodukte und Mineralwasser sind zudem wertvolle Kalziumquellen.

Kohlenhydrate

Die in Vollkornprodukten und Kartoffeln enthaltenen komplex aufgebauten Kohlenhydrate sind unsere wichtigsten Energielieferanten und sollten täglich auf dem Speiseplan stehen. Brot, Reis, Nudeln oder Kartoffeln steuern zudem noch viele Vitamine, Mineralstoffe, Spurenelemente sowie Ballaststoffe und sekundäre Pflanzenstoffe bei. Sie sorgen dafür, dass Muskeln und Gehirnzellen gut funktionieren. Das Gehirn gehört zu den Organen mit dem aktivsten Stoffwechsel. Obgleich es nur rund zwei Prozent des Körpergewichts ausmacht, verbraucht es fast ein Viertel der Energie, die mit der Nahrung zugeführt wird. Wenn die Gehirnzellen leistungsfähig bleiben sollen, brauchen sie ihr tägliches ENERGIEPAKET aus der Nahrung. Ihr Gehirn freut sich besonders über die komplex aufgebauten Kohlenhydrate. Im Gegensatz zu einfachen Kohlenhydraten wie Zucker, die schnell verdaut werden und zügig ins Blut gelangen, geben sie ihre Energie langsam und gleichmäßig ab. Dadurch fühlen Sie sich länger satt und ausgeglichen.

Vitamine, Mineralstoffe und Spurenelemente

Obst und Gemüse sind besonders reich an Vitaminen, Mineralstoffen und Spurenelementen. Damit die Vitamine Ihrem Körper auch wirklich maximalen Nutzen bringen, sollten Sie Gemüse schonend zubereiten und es nur kurz und mit möglichst wenig Wasser bei niedrigen Temperaturen garen. Gemüse schmeckt auch als Rohkost zusammen mit einem knackigen Blattsalat.

Proteine

Proteine bilden das Gerüst unseres Körpers und dienen ihm in erster Linie zum Aufbau von Zellsubstanz, Muskelgewebe und körpereigenen Stoffen wie Enzymen oder Hormonen. Proteine bestehen aus Aminosäuren. Etliche davon produziert der Körper selbst, andere, die essenziellen Aminosäuren, müssen wir über die Nahrung zuführen. Besonders proteinreich sind Eier, Fleisch, Fisch, Milch, Käse, Vollkorngetreide und Hülsenfrüchte, besonders auch Sojaerzeugnisse. Milchprodukte enthalten zudem viel Kalzium, was für Knochen und Zähne wichtig ist. Wählen Sie stets die fett- und damit kalorienarmen Varianten.

Fett ist nicht gleich Fett

Tierische Fette, in Milchprodukten, Käse, Butter und Fleisch vorhanden, sollten Sie nur sparsam konsumieren. Sie enthalten gesättigte Fettsäuren, die sich ungünstig auf die Blutfettwerte auswirken können. Vorsicht auch vor versteckten Fetten in Wurst oder Kuchen: Durch sie können Sie ohne es zu merken mehr als 70 bis 80 Gramm Fett täglich zu sich nehmen. Wählen Sie bei Fleisch immer das magere Stück oder entscheiden Sie sich gleich für Seefisch, der neben Vitaminen und Jod auch Omega-3-Fettsäuren liefert. Diese mehrfach ungesättigten Fettsäuren sind LEBENSWICHTIG und gut für Herz und Kreislauf. Sie sind reichlich in hochwertigen Pflanzenölen enthalten, wie in Raps-, Sonnenblumen- oder Olivenöl.

Weder zu süß, noch zu salzig…

Für süße Sachen gilt: Bitte nur in Maßen genießen! Süßigkeiten enthalten bekanntlich viele Kalorien, meist zu viel Fett und führen deshalb leicht zu Übergewicht. Achten Sie auch darauf, sparsam zu salzen, besonders wenn Sie zu Bluthochdruck neigen.

Reichlich trinken

Rund 1,5 bis 2 Liter täglich sollten es schon sein, wenn Ihre Nieren und Blase gesund bleiben sollen. Und beachten Sie: Je älter Sie werden, umso mehr lässt Ihr Durstgefühl nach. Deshalb auch trinken, wenn Sie keinen Durst haben, am besten Mineralwasser, ungesüßte Kräutertees sowie verdünnte Obst- und Gemüsesäfte.

Bewegung:
Das richtige Maß finden

Viele der physischen und psychischen Veränderungen, die die Wechseljahre und das Älterwerden mit sich bringen, werden durch einen Mangel an körperlicher Aktivität zumindest mit verursacht. Wenn Sie Sport treiben, hebt das Ihre körperliche Leistungsfähigkeit und seelische AUSGEGLICHENHEIT. Falls Sport bisher nicht in Ihrem Terminkalender stand, beginnen Sie jetzt damit, regelmäßig Bewegung in Ihren Alltag einzuplanen. Sie sorgen so für gesteigertes Wohlbefinden in den kommenden Jahren und Jahrzehnten vor.

Gut in Schwung kommen

Ein gutes Fitnessprogramm bezieht den gesamten Körper mit ein. Durch die sinnvolle Kombination der Elemente Beweglichkeit, Schnelligkeit, Kraft und Ausdauer werden alle wesentlichen Körperfunktionen gestärkt und unterstützt – buchstäblich von A(rterien) bis Z(ellatmung). Wenn Sie in Bewegung sind, bauen Sie Stress und (Ver-)Spannungen ab. Bei einer deprimierten Stimmungslage sorgt Bewegung dafür, dass Sie auch innerlich wieder in Schwung kommen. Der Abbau von Stresshormonen wie Noradrenalin, Adrenalin und Kortisol und die Ausschüttung von »Glückshormonen« wie Serotonin, Dopamin und Endorphinen intensiviert das Körpergefühl, beeinflusst die Stimmung positiv und steigert auch die sexuelle Lust. Ihre innere Haltung profitiert davon. Serotonin und Endorphine wirken entspannend und regen – ähnlich wie Dopamin – auch FANTASIE und KREATIVITÄT an. Wenn Sie etwa beim Tanzen, beim Schwimmen oder beim Nordic Walking auf gute Ideen kommen, dann hat das biochemische Netzwerk im Kopf die Voraussetzungen dafür geschaffen.

Beweglichkeit, Schnelligkeit, Kraft und Ausdauer

Es gibt unendlich viele Arten, in Schwung zu kommen und den Körper zu trainieren. Nachfolgende Tabelle zeigt Ihnen, durch welche Sport- und Bewegungsarten Sie eine oder mehrere der vier Qualitäten Beweglichkeit, Schnelligkeit, Kraft und Ausdauer gut fördern können.

	Beweglichkeit	Schnelligkeit	Kraft	Ausdauer
Gymnastik	x			
Yoga	x			
Tanzen	x			x
Aerobic	x	x		x
Pilates	x		x	
Kampfsportarten	x	x	x	x
Krafttraining			x	x
Radfahren	x		x	x
Schwimmen	x		x	x
Jogging				x
Nordic Walking	x			x
Skilanglauf	x			x
Skiabfahrtslauf	x	x		
Ballsportarten	x	x		x

Bewegung schenkt neue Energie

Durch Kraft- und Ausdauersport wird Ihr Herz-Kreislauf-System stimuliert und gestärkt – Ihr Energie-Level steigt an. Das Herz beginnt durch das Training kräftiger zu pumpen, die Lungenkapazität erhöht sich, und es wird mehr Sauerstoff in die Muskeln transportiert. Sie werden schnell feststellen, dass Sie einen klareren Kopf haben und selbst nach einem anstrengenden Tag am Abend noch gut bei Kräften sind. Sie fühlen sich lebendiger und wacher, wovon Ihre innere Haltung profitiert. Die Haut wird gut durchblutet, und auch die Produktion von Kollagen, dem Gerüsteiweiß, das für die Elastizität der Haut sorgt, wird angeregt. Außerdem verhilft Sport zu erholsamerem und ruhigerem Schlaf. Gerade wenn Hitzewallungen oder andere neurovegetative Phänomene der Wechseljahre für Sie ein Thema sind, mildern Bewegung und Training dies ab. Setzen Sie sich in Bewegung! Gut geeignet für Ausdauertraining ist jede Sportart, bei der der Körper gleichmäßig beansprucht wird, wie Radfahren, Jogging, (Nordic) Walking, Skilanglauf oder Schwimmen. Regelmäßiges sanftes Krafttraining stärkt die Muskeln und steigert das Selbstvertrauen. Es schult die Balance, schärft die Sinne, kräftigt die Wirbelsäule und die Gelenke, verbessert die Körperfunktionen, regt den Stoffwechsel an und wirkt OSTEOPOROSE entgegen.

Und: Wer regelmäßig Sport treibt, rückt damit effektiver den Pölsterchen zu Leibe, die sich vielleicht infolge der Hormonumstellung rund um Taille und Bauch ansiedeln. Sportlich aktive Frauen wiegen durchschnittlich weniger als jene mit bewegungsarmer Lebensweise – selbst wenn beide dieselbe Menge Nahrung zu sich nehmen. Beim Sport verbrennen wir Energie und bauen überflüssige Fettreserven ab! Auch Ihr Erscheinungsbild profitiert, wenn Sie mehr Bewegung in Ihr Leben bringen. Von zwei Frauen, die gleich viel wiegen, wirkt die sportlich Aktivere häufig schlanker, denn Frauen, die Sport treiben besitzen mehr Muskulatur als Körperfett, und zudem zeichnen sich Muskeln durch eine dichtere Struktur als das Fettgewebe aus.

Wenn Sie Herz-Kreislauf-Probleme haben, an Diabetes leiden oder nach langen sportfreien Jahren wieder mehr Bewegung in Ihr Leben bringen wollen, konsultieren Sie vorher Ihre Ärztin/Ihren Arzt. Nach einem Fitness-Check erfahren Sie von den Medizinern, welche Sportart für Sie am besten geeignet ist.

Die Kunst der Entspannung

Zur Bewegung gehört immer auch Entspannung als der natürliche Gegenpol. Nach einer körperlichen Anstrengung stellt sich Entspannung von selbst ein. Doch auch Stress, Hektik oder auch monotone Tätigkeiten erfordern Entspannung als Ausgleich. Besonders effektiv sind Formen der mentalen Entspannung wie beispielsweise Autogenes Training oder Progressive Muskelentspannung nach Jacobson.

Alpha, Beta, Theta und Delta

Das menschliche Gehirn funktioniert auf vier verschiedenen elektrischen Frequenzen, die in Alpha-, Beta-, Theta und Delta-Wellen unterteilt werden. Im Alltag, wenn der Mensch konzentriert arbeitet oder körperlich aktiv ist, überwiegen die Beta-Wellen. Kennzeichen jeder TIEFEN GEISTIGEN und KÖRPERLICHEN Entspannung sind die Alpha-Wellen. Durch mentale Entspannungstechniken wie Meditation lässt sich der Alpha-Zustand erreichen. In einer noch tieferen Entspannung, etwa wenn Sie sich im leichten Schlaf befinden, treten im Gehirn Theta-Wellen auf. Befindet sich ein Mensch im Tiefschlaf oder im Koma, herrscht der Delta-Zustand vor.

Ein Alpha-Zustand ist leicht zu erreichen…

Im Alpha-Zustand kommen Sie innerlich zur Ruhe, steigern aber zugleich Ihre Aufnahme- und Merkfähigkeit, Fantasie, Kreativität und Intuition. Wenn Ihr Gehirn Alpha-Wellen produziert, sind Sie immer noch »ganz da« und können alles um sich herum gut wahrnehmen. Mit etwas Übung können Sie sich selbst zum Beispiel mit einer Kurzentspannung in einen Alpha-Zustand versetzen.

ÜBUNG

Kurzentspannung

1 Reservieren Sie sich eine Viertelstunde, in der Sie ungestört sein können.

2 Suchen Sie sich einen Stuhl, auf dem Sie bequem sitzen.

3 Stellen Sie Ihre Füße flach auf den Boden, und legen Sie Ihre Hände locker in den Schoß. Bewegen Sie sich ein bisschen hin und her, bis Sie eine Position gefunden haben, die für Sie angenehm ist. Den Rücken dabei bitte gerade halten.

4 Schließen Sie die Augen und lassen Sie Ihren Atem ganz natürlich ein- und ausströmen. Stellen Sie sich vor, wie Sie mit jedem Ausatmen Spannung, Stress oder Unruhe, die Sie spüren, loslassen und wie sich Ihre Muskeln mehr und mehr entspannen. Bei jedem Einatmen denken Sie nun an Kraft, bei jedem Ausatmen denken Sie an Loslassen.

5 Richten Sie Ihre Aufmerksamkeit ganz auf das Atmen. Einatmen: Kraft, Ausatmen: Entspannen. Fühlen Sie die Atemwelle in Ihrem ganzen Körper, in der Brust, im Bauchraum, im Gesicht, im ganzen Kopf, in Armen und Beinen bis hinein in Hände und Füße. Einfach ruhig und gleichmäßig atmen. Ein: Kraft. Aus: Loslassen.

6 Wenn Sie bemerken, dass Ihre Gedanken abschweifen, lenken Sie Ihre Aufmerksamkeit erneut auf Ihren Atemrhythmus.

7 Nach zehn Minuten werden Sie sich entspannt und erfrischt fühlen. Holen Sie sich mit dem Countdown (→ siehe Seite 120) wieder zurück ins Hier und Jetzt. Sie können aber auch am Ende ruhig noch ein wenig mit geschlossenen Augen sitzen bleiben. Öffnen Sie dann Ihre Augen und stehen Sie langsam wieder auf.

Besonders, wenn Sie während der Wechseljahre im Alltag viel um die Ohren haben und sich öfter gestresst fühlen, wird Ihnen diese Entspannungsübung sehr gut tun. Führen Sie sie eine Woche lang konsequent ein- bis zweimal pro Tag durch. Ziehen Sie danach Bilanz und fragen Sie sich, was sich verändert hat.

Rückkehr aus dem Alpha-Zustand

Eine gute Methode, sich aus dem Alpha-Zustand zurückzuholen, ist der Countdown. Zählen Sie rückwärts von 5 bis 1 und stellen Sie sich dabei vor, immer aktiver, ERFRISCHTER, erholter zu werden. Fangen Sie schon während des Zählens an, sich ausgiebig zu räkeln und zu strecken. Bei 1 öffnen Sie die Augen. Sie werden sich erfrischt und erholt fühlen. Gelegentlich kann es passieren, dass Sie bei der Entspannung einschlafen. Wenn Sie die Übung aber im Sitzen ausführen, werden Sie merken, wenn Sie anfangen in sich zusammenzusinken, und können Ihre Haltung dann gut wieder korrigieren. Und wenn Sie sehr müde sind? Dann ist vielleicht eher Power-Napping das Richtige.

Power-Napping

Das kreativitätsfördernde Schläfchen um die Mittagszeit wirkt dem dann einsetzenden Leistungstief entgegen. Es entspannt und erfrischt und erhöht gleichzeitig Reaktions-, Leistungs- und Konzentrationsfähigkeit erheblich. Zudem kehrt man nach der kurzen Ruhepause körperlich und psychisch gut erholt zurück, was sich positiv auf die Gesundheit auswirkt. Mehr als 15 bis 20 Minuten sollten Sie aber nicht power-nappen, sonst fallen Sie in Tiefschlaf.

Wellness genießen

Wellness ist der Megatrend der letzten Jahre ... sich verwöhnen lassen mit Massagen und sanfter Musik, Akupressur genießen, in die Sauna gehen, sich auf FANTASIEREISEN begeben ... – all das und vieles mehr ist Wohlfühlen, ist Wellness. Doch Wellness steht auch für eine Sehnsucht, die mehr ist als nur das Bedürfnis nach Entspannung, mehr ist als wahrnehmen und genießen können.

Von der Wellness zur Selfness

Zur Wellness gehört auch, sich selbst weiterzuentwickeln, um authentischer zu werden, zufriedener in einer GUTEN INNEREN Balance zu leben, auf die eigenen Stärken zu bauen, persönliche Kompetenzen zu entwickeln und so das eigene Leben besser zu managen. Wellness erweitert sich also zur Selfness, meint Zukunftsforscher Matthias Horx, und besteht aus vier Kernkompetenzen:

1. WORK-LIFE-BALANCE = EMOTIONALE LEBENSKOMPETENZ:
Das ist die Fähigkeit zu gutem emotionalem Umgang mit der sozialen Umwelt, mit Partnerschaft, Beruf, Familie und Freundeskreis. Nur wer sich selbst mag und schätzt, kann leben und lieben. Die eigenen Fähigkeiten, Wünsche, Ziele und auch Defizite sowie den Lernbedarf zu kennen wird beruflich wie privat zur Basis jeden Erfolgs.

2. GESUNDHEIT = KÖRPERLICHE KOMPETENZ:
Einfach die Fähigkeit, gut für sich selbst zu sorgen, sich gesund zu ernähren, Sport zu treiben, fit zu bleiben, sich gut entspannen zu können.

3. ENTSCHEIDUNGSFÄHIGKEIT = BIOGRAFISCHE WACHSTUMSKOMPETENZ:
So nennt man die Fähigkeit, selbstständige Entscheidungen auch in komplexen Lebenssituationen oder Krisen zu treffen und Resilienz (→ siehe Seite 90) zu entwickeln.

4. EIN LEBENSBEGLEITENDER REIFUNGS- UND ERFAHRUNGSPROZESS = REIFUNGSKOMPETENZ:
Darunter versteht man die Fähigkeit, Lernen und bewussten Erfahrungsgewinn bis ins hohe Alter fortzusetzen.

»Gehirnkunde«
für Einsteigerinnen

Ein lernfähiges und formbares Gehirn ist das, was uns von Geburt an besonders auszeichnet. Das menschliche Gehirn erstellt aus den Signalen, die ihm von den Sinnesorganen vermittelt werden, ein anschauliches Bild der Umwelt und des eigenen Körpers. Die Hauptaufgabe des Gehirns ist jedoch, Verhaltensweisen zu schaffen, mit denen wir als Menschen in unserer natürlichen und sozialen Umwelt überleben können. Unser Gehirn scannt die Umwelt in Bruchteilen von Sekunden ab und prüft, was für uns in der jeweiligen Situation wichtig oder unwichtig ist. Es bildet nicht die Umwelt detailgetreu ab, sondern nur das WESENTLICHE. Alles andere erinnert, interpretiert und plant unser Gehirn aus sich heraus, auf der Grundlage seiner bisherigen Daten. Die Welt, so wie wir sie erleben, ist also nicht die Wiedergabe unserer tatsächlichen Umwelt, sondern vermischt sich mit Erinnertem und unserer Erfahrung. Aktuelle Sinnesreize sind der Auslöser, bewährte Erfahrungen aus dem Gedächtnis abzurufen.

Bei der Geburt war unser Gehirn noch »unfertig«. Während das Arbeitsgedächtnis schon bei Fünfjährigen hervorragend ausgebildet ist, brauchen Abstraktionsvermögen und logisches Denken länger, um sich zu entwickeln. Diese Fähigkeiten haben bei jungen Erwachsenen im Alter von etwa 20 Jahren ihren Höhepunkt erreicht. Und von nun an geht's bergab – oder? Während das Gehirn altert, verliert es ständig an Fähigkeiten – aber es gewinnt auch neue hinzu. Das Arbeitsgedächtnis, also die Fähigkeit, mehrere Informationen gleichzeitig parat zu haben und miteinander zu verknüpfen, nimmt ab. Auch die Gabe, Reize schnell aufzunehmen und blitzartig zu reagieren, wird im Lauf des Lebens schwächer. Durch gezieltes und regelmäßiges Training lässt sich hier einiges, aber nicht alles auffangen.

Fachkompetenz, Ausdrucksvermögen, Wissen um soziale Zusammenhänge und die Gabe, komplexe Probleme zu lösen, verbessern sich hingegen nach dem 20. Lebensjahr. Sie können sich bis ins späte Erwachsenenalter weiter entfalten. Wir lernen immer besser, mit alltäglichen Problemen umzugehen, und können die eigenen Stärken und Schwächen besser reflektieren. Das Älterwerden bringt also einen Verlust und einen GEWINN VON FÄHIGKEITEN mit sich.

Menschen in der Lebensmitte haben andere Wahrnehmungsgewohnheiten als jüngere: Sie richten ihr Augenmerk mehr und mehr auf die große Linie, statt sich auf Details zu konzentrieren. Wir bewältigen unser Leben in jedem Moment mit unserer höchst eigenen Kombination aus langsam sinkender geistiger Schnelligkeit und langsam steigender Erfahrung. Das Gehirn bleibt auch im fortgeschrittenen Alter leistungsfähiger als bisher vermutet. Voraussetzungen sind dafür allerdings, die Routine zu besiegen und Motivation zu erhalten.

Die zweite Lebenshälfte unterscheidet sich in mancher Hinsicht von der ersten Lebenshälfte:

Erste Lebenshälfte bis 40/45 Jahre	Zweite Lebenshälfte ab 40/45 Jahre
Wir entwickeln und festigen unsere Weltsicht.	Wir haben eine relativ fest gefügte Sicht der Welt.
Wir sind auf der Suche nach unserer Identität.	Wir haben eine genaue Vorstellung von unserer Identität entwickelt.
Wir tun viele Dinge zum ersten Mal und sammeln Erfahrungen.	Wir neigen dazu »zu tun, was sich bewährt hat« – zu Lasten von Neugier und Experimentierfreude.
Die Sinne sind voll ausgeprägt.	Sehen, Hören, Riechen und Schmecken lassen in ihrer Leistung nach.
Wir leben meist in einem Bewusstsein von »noch sehr viel Zukunft haben«.	Die Begrenztheit des Lebens wird uns stärker bewusst.

Der Neurobiologe Lawrence Katz von der Duke University North Carolina (USA) spricht vom Gehirn als einem »elastischen Organ«, das bis ins hohe Alter hinein leistungsfähig sein könne, da sich ständig neue Nervenzellen bilden. Wir brauchen also nicht deprimiert über vertane Chancen nachzusinnen. Stattdessen können wir künftig diese wissenschaftliche Erkenntnis nutzen, um uns zu erlauben, in jedem Alter effektiv zu lernen. Natürlicher Feind des Lernens ist jedoch wie gesagt die Routine. So nützlich es im Alltag ist, über bestimmte Handgriffe überhaupt nicht mehr nachdenken zu müssen, so hat dieser »Autopilot« auch Nachteile. Ein Leben in gewohnten Bahnen trägt nicht dazu bei, die kognitiven Fähigkeiten auf einem hohen Niveau zu halten. **BESTE VORAUSSETZUNG** für erfolgreiches Lernen sind Neugier und eine starke Motivation. Was uns interessiert, fasziniert und unsere Gefühle anspricht, sollte auch konsequent verfolgt werden. Wer hingegen immer nur denkt »Ich müsste mal dies oder jenes tun«, hat wenig Aussicht auf Erfolg.

Das Gehirn ist ein ungemein flexibles und lernfähiges Organ, das sich ständig neuen Anforderungen anpassen muss. Wir beginnen gerade erst zu verstehen, wie es diese immer wieder neuen Aufgaben bewältigt. Es stimmt, dass die Gehirnzellen nach dem 20. Lebensjahr nicht mehr wachsen und sich nur noch wenige Stammzellen zu Nervenzellen umwandeln. Aber Neurowissenschaftler haben erkannt, dass die Plastizität – die Fähigkeit, neue Synapsen, also Verknüpfungswege zwischen den Nervenzellen, zu bilden – erhalten bleibt. Das kann genutzt werden, um Neues zu lernen oder alte Funktionen zu reaktivieren.

Die Denkmuskeln trainieren

Das Gehirn von gestern ist nicht das Gehirn von morgen – denn Lernen bedeutet, dass sich Gehirnzellen **TÄGLICH VERÄNDERN**. Beim Älterwerden nimmt die Anzahl der Gehirnzellen bei den meisten

Menschen etwas ab. Dies wird jedoch, wie bereits erwähnt, durch die Fähigkeit, neue Synapsen zu bilden, weitgehend kompensiert. Vergesslichkeit ist also keine unausweichliche Begleiterscheinung des Älterwerdens. Wenn wir etwas Neues lernen oder denken, bilden sich neue Nervenverbindungen. Je mehr Kontakte zwischen den Hirnzellen auf diese Weise in jüngeren Jahren hergestellt wurden, desto größer ist die Chance, dass unser Gehirn auch dann noch problemlos funktioniert, wenn wir 70 und älter sind. Geistig fit zu sein heißt nichts anderes, als die vorhandenen Verbindungen im Dickicht der Nervenzellen zu erhalten und zusätzlich möglichst viele neue Kontakte zwischen den Zellen zu schaffen. Achten Sie also schon während der Wechseljahre darauf, möglichst HÄUFIG ETWAS NEUES zu lernen, und erledigen Sie Dinge anders als gewohnt. Es spielt dabei keine Rolle, ob Sie einen Sprachkurs oder einen Tanzworkshop belegen, Ihre Computerkenntnisse verbessern oder Ihre Wohnung neu einrichten.

Aktive »Gehirnpflege«? Bewegen Sie sich!

Radfahren, Spazierengehen, Walken, Joggen, Tanzen ... Bewegung bringt nicht nur Herz und Kreislauf richtig in Schwung, sondern ist auch gut für das Gehirn und das Denkvermögen, so das Ergebnis einer Studie der Deutschen Sporthochschule in Köln. Denn: Die Bewegung fördert einerseits die Neubildung von Nervenzellen und andererseits auch die Synapsenbildung. Regelmäßige Bewegung kann sogar Erkrankungen wie der Alzheimer-Demenz oder Parkinson vorbeugen helfen, wie amerikanische Forscher herausfanden. Und: Man kann jederzeit damit anfangen. Besonders zu empfehlen ist das Wandern auf autofreien Wegen mit VIEL FRISCHER LUFT. Dabei ist die Bandbreite an Sinneseindrücken und Erlebnissen, die jede neue Wanderung mit sich bringt, ein weiterer Pluspunkt.

Denktipps für Hirnfitness

Tipp 1: »Wie«- und »Was«-Fragen stellen

Viele Menschen, die vor einer neuen Aufgabe oder einem Problem stehen, fragen sich meist:
→ Ob ich das wohl schaffen kann?
→ Ob das überhaupt geht?
→ Ob nicht ganz viel schief laufen kann, wenn ich das versuche?

»Ob«-Fragen hemmen Sie beim Finden einer Lösung. Sie betonen den Zweifel an den eigenen Fähigkeiten und stellen die Grenzen der eigenen Möglichkeiten in den Vordergrund.

Mit folgenden Fragen unterstützen Sie Ihre Suche nach neuen Sichtweisen und verschiedensten Lösungsansätzen:
→ Wie könnte das zu schaffen sein?
→ Was würde es möglich machen, das Problem zu lösen?
→ Was brauche ich ganz konkret, um das Problem zu lösen?
→ Was oder wer könnte mir dabei helfen?
→ Was könnte der erste Schritt sein, diese Schwierigkeit zu überwinden?

Tipp 2: Herausforderungen lieben lernen

Jedes Problem ist prinzipiell eine Herausforderung, denn es birgt Möglichkeiten in sich, an Schwierigkeiten zu wachsen und dazuzulernen. Probleme jeder Art als LERNAUFGABE wertzuschätzen und auch den Lösungsweg selbst lieben zu lernen, schafft neue Perspektiven. Probleme zu lösen bedeutet letztlich seine Fähigkeiten, Erkenntnisse sowie seinen Erfahrungshorizont zu erweitern.

Tipp 3: Offen für viele Möglichkeiten sein

Freunden Sie sich mit dem Gedanken an, dass Probleme komplexer sind, als sie auf den ersten Blick wirken, und gerade das spannend ist.

Dann fällt es Ihnen leichter, sich darauf einzulassen, dass in der Regel nicht eine einzige Lösung zum Ziel führt – und schon gar nicht die erstbeste, die Ihnen vielleicht einfällt. Denken Sie lieber über möglichst viele Lösungsansätze nach und schreiben Sie jede noch so verrückt klingende Idee auf. Das hört sich zunächst nach Mehrarbeit an, hat aber folgende Vorteile:

→ Sie durchdenken ein Problem weitaus intensiver.
→ Sie legen sich nicht vorschnell in einer Richtung fest, sondern bleiben GEDANKLICH FLEXIBEL.
→ Ihnen steht eine große Auswahl an Lösungen zur Verfügung. Sie brauchen also nicht zu verzweifeln, wenn das, was Sie zuerst ausprobiert haben, nicht zum Erfolg geführt hat.

Tipp 4: Mut zum Querdenken haben

Querdenken heißt um die Ecke zu denken, den Mut zu haben, auch ungewohnten, vielleicht völlig abwegig erscheinenden Ideen nachzugehen. Querdenken ist eine echte Herausforderung für das Gehirn und kann folgendermaßen trainiert werden:

→ Drehen Sie Ihr Problem einfach einmal um. Fragen Sie also statt »Was kann ich tun, damit ich es endlich schaffe, etwas für meine Fitness zu tun?« das Gegenteil ab: »Was kann ich tun, damit ich unter keinen Umständen etwas für meine Fitness tue?« Am Ende drehen Sie dann die Ideen, die Sie gesammelt haben, wieder um. Das scheint paradox, aber Sie werden sehen: Ihnen kommen ungewöhnliche EINFÄLLE.

BEISPIEL: Negative Ideensammlung zur Frage »Was kann ich tun, damit ich unter keinen Umständen etwas für meine Fitness tue?«
- Mir sagen, dass Fitness nicht wichtig ist.
- Namen von Leuten auflisten, die ohne Sport steinalt geworden sind.
- »Sport ist Mord«: mir vor Augen halten, welche körperlichen Schäden durch Sport entstehen können (etwa Gelenkverschleiß).

- Mir sagen, dass ich sowieso eher der unsportliche Typ bin.
- Mir immer wieder bestätigen, dass Coach-Potatoes ein gemütliches und entspanntes Leben führen und dass Fernsehen das ideale Medium für Entspannung, Unterhaltung und Spaß ist.
- Mich mit Menschen zusammentun, die Sport hassen.
- Morgens gleich nach dem Duschen frühstücken, damit ich nicht auf die Idee komme, Gymnastik zu machen.
- Alle Mittel nutzen, um Bewegung zu vermeiden: Aufzüge nehmen, Auto fahren und so weiter.
- Mich mit Fast Food und Knabberzeug ernähren, damit mein Körper stark mit Verdauen beschäftigt und fürs Aktivsein zu müde ist.
- So viel Gewicht zulegen, dass ich mich nicht mehr bewegen will.
- Mir sagen, dass ich es sowieso nicht schaffe, etwas für meine Fitness zu tun und alle Beispiele anführen, wo ich mit guten Vorsätzen gescheitert bin.

Nun drehen Sie alle Punkte Ihrer schönen Sammlung um:
- Mir überlegen, wofür Fitness wichtig ist und was ich alles mit mehr Spaß tun kann, wenn ich körperlich richtig fit bin. Mir dies anschaulich vorstellen.
- Mir Leute ansehen, die durch zu wenig Bewegung Zivilisationskrankheiten bekommen haben und deren Lebensqualität darunter erheblich gelitten hat.
- Menschen in meiner Umgebung finden, die es geschafft haben, von einer bewegungsarmen Lebensweise zu einer aktiven, sportlichen zu wechseln. Sie fragen, was ihnen dies gebracht hat, was sie motiviert hat und wie sie diese LEBENSSTILÄNDERUNG angegangen sind.
- Mich daran erinnern, wie ich mich in den »sportlicheren« Phasen meines Lebens gefühlt habe.
- Mir mal überlegen, was außer Fernsehen in meinem Leben noch für Gemütlichkeit, Entspannung und Spaß sorgen könnte (zum Beispiel

mit einer Freundin Federball spielen und danach in ein entspannendes Bad sinken oder Ähnliches).
- Mich mit Menschen zusammentun, die auch mehr für ihre Fitness tun wollen, vielleicht sogar ein unterstützendes Erfolgsteam ins Leben rufen, dessen Mitglieder sich gegenseitig in ihren Zielen bestärken.
- Fitness »einschleichen« lassen: morgens nach dem Duschen ein fünfminütiges Minifitnessprogramm einbauen und dies nach einem Vierteljahr auf zehn Minuten erweitern, nach einem halben Jahr schließlich auf eine fitte Viertelstunde.
- Sportliche Gewohnheiten züchten, Schritt für Schritt: Stufe eins kann sein die Treppe statt den Aufzug zu nehmen, wenn das verinnerlicht ist, dann vielleicht: in der Mittagspause einmal um den Block gehen, ist dies zur Gewohnheit geworden, dann …
- Den an sich natürlichen Bewegungsdrang durch eine Energie spendende Ernährung unterstützen: weniger Zucker, gesättigte und Trans-Fette, schwer Verdauliches, dafür mehr Vollkorn, Frischkost, gute Pflanzenöle und Gemüse.
- Mir vergegenwärtigen: Bei Übergewicht ist es anfangs schwer, in Bewegung zu kommen, doch danach purzeln die Pfunde, und es macht immer mehr Spaß.
- Mir alle Beispiele vor Augen halten, wo ich ERFOLGREICH ZIELE erreicht und GUTE VORSÄTZE umgesetzt habe und welche Gefühle ich danach hatte.

→ Nutzen Sie die Fähigkeit zum Assoziieren.
Formulieren Sie Ihr Problem. Schlagen Sie dann ein Lexikon an einer beliebigen Stelle auf und wählen Sie den ersten Begriff, auf den ihr Auge fällt. Egal, wie wenig er mit Ihrem Problem zu tun zu haben scheint, sammeln Sie nun schriftlich alles, was Ihnen zu diesem Begriff im Zusammenhang mit Ihrem Problem einfällt. Probieren Sie es aus – die Wirkung dieser Methode kann VERBLÜFFEND sein!

Bleiben wir beim Beispiel »Was kann ich tun, damit ich es endlich schaffe, etwas für meine Fitness zu tun?« – und was sagt nun das Lexikon dazu? Ich schlage es auf und finde: »queren«. Das hat ja nun gar nichts damit zu tun, oder? Was heißt queren eigentlich? Überschreiten, kreuzen, überbrücken, hinüberführen …

Was überschreite ich, wenn ich etwas für meine Fitness tue?
- Meine bisherigen körperlichen Möglichkeiten, mein bisheriges Level
- Meine Vorstellungen dessen, was mir möglich ist
- Die mentale Straße der Bequemlichkeit; ich gehe einen neuen Weg

Was kreuze ich, wenn ich es schaffe, etwas für meine Fitness zu tun?
- Vielleicht die Vorstellungen meiner Freunde und Familienmitglieder von mir, wenn Sie mich jetzt ganz anders als bisher erleben. Wie gehe ich damit um?
- Liebgewordene bisherige Freizeitgewohnheiten; das eine oder andere ist vielleicht kontraproduktiv für das Ziel, mehr für meine Fitness zu tun. Wie löse ich das?

Was überbrücke ich, wenn ich etwas für meine Fitness tue?
- Lustlose und langweilige Zeiten
- Zeiten, in denen ich niedergeschlagen bin

Wohin führt es mich, wenn ich etwas für meine Fitness tue?
- Zu einem intensiveren und energiereicheren Körpergefühl
- Zu mehr Kraft und Ausdauer
- Zu einer besseren Stimmung

Mit etwas Übung kommen Sie wirklich auf völlig neue Gedanken. Erwarten Sie aber nicht gleich zu viel von sich, sondern gehen Sie es einfach offen und neugierig an.

Basics für ein kreatives Leben

Kreativität ist die schöpferische Fähigkeit, Neues in die Welt zu bringen, etwas zu erschaffen oder zu erdenken, das in irgendeiner Art und Weise Nutzen oder Sinn hat. Ist Kreativität eine spezielle Begabung, eine Technik, eine Fähigkeit? Etwas, was nur einige wenige Menschen besitzen und alle anderen nicht? Nun, Kreativität ist nichts unfassbar Schwieriges oder Geheimnisvolles. Jeder, der denken kann, kann auch Ideen haben.

Kreativ sind wir alle

Viele Menschen halten sich selbst für unkreativ, doch dies ist nichts weiter als eine hinderliche Überzeugung. Wir haben alle die Anlage dazu, kreativ zu sein, wenn auch in unterschiedlich starken Ausprägungen. In manchen Bereichen fällt es uns leichter, in anderen schwerer, schöpferisch zu sein. Als Kinder waren wir viel kreativer, als wir es uns heute zugestehen. Erinnern Sie sich, was Ihnen alles einfiel, wenn Sie früher mit einfachen Dingen etwas basteln wollten? Mit welchen Spielen Sie sich damals allein IN IHRER VORSTELLUNGSKRAFT amüsierten? Oder wie gerne Sie gezeichnet und gemalt haben?

Etwas verkürzt formuliert kann man sagen, dass für Kreativität vor allem unsere rechte Gehirnhälfte zuständig ist. In Schule, Ausbildung und Beruf wurde bislang aber meist vor allem die linke Gehirnhälfte gefördert. Dort liegen die Bereiche für logisches Denken, Zahlen und die Sprache. So kommt es, dass wir viel zu selten kreativ sind – oder sein sollen. Im Unterricht wird Wert darauf gelegt, dass wir gestellte Aufgaben korrekt lösen, nicht aber, dass wir dabei kreativ vorgehen. Jedoch auch Kreativität will erprobt und geübt sein. Mangels Training schlummern die schöpferischen Fähigkeiten vor sich hin. So entsteht leicht das Gefühl, nicht kreativ zu sein.

Die meisten Menschen verbinden Kreativität mit den schönen Künsten. Doch Kreativität beschränkt sich nicht nur auf Malerei, Musik oder Theater. Kreativität wird überall dort gebraucht, wo es darum geht, neue Lösungen oder neue Ideen zu finden. Sie brauchen Kreativität in allen möglichen, auch ganz ALLTÄGLICHEN BEREICHEN, etwa

→ wenn Sie eigene Probleme lösen oder einer Freundin mit Rat und Tat zur Seite stehen,
→ wenn Sie jemandem etwas schenken wollen, was wirklich zu ihm oder ihr passt,
→ wenn Sie etwas kochen, was nicht in einem Kochbuch steht,
→ wenn Sie Ihren Urlaub planen,
→ bei der Gestaltung Ihrer Wohnung,
→ wenn Sie eine Alternativplan entwickeln, falls Lösung X nicht klappt… und so weiter.

Der kreative Prozess

Das, was geschieht, wenn wir eine Idee entwickeln oder ein Buch schreiben, ist ein kreativer Prozess. Dieser gliedert sich in mehrere aufeinander folgende Phasen:

1. Sich ein Ziel setzen

Um Ihre Kreativität anzuregen, brauchen Sie als Erstes ein motivierendes Ziel. Ohne Ziel weiß Ihr Unbewusstes nicht, wonach es suchen soll. Definieren Sie also zunächst genau Ihre Aufgabenstellung oder das Problem. Notieren Sie, worum es geht, etwa: »Ich will mein Arbeitszimmer neu gestalten.« Schreiben Sie in Stichpunkten auch auf, wie das Ergebnis aussehen soll: »Neuer Standort für den Schreibtisch, die Wände sollen einen hellen, freundlichen Farbton haben, die Arbeitswege sollen besser organisiert sein.« Ein weit verbreiteter Irrtum ist, dass uns Kreativität einfach so aus HEITEREM HIMMEL zufliegt. Beim kreativen Arbeiten ist stets ein großer Teil gute Vorbereitung dabei. Beginnen Sie also damit, sich die nötigen Fertigkeiten anzueignen oder fehlende Informationen zu besorgen. Wenn Sie Ihr Arbeitszimmer nach Ihren Wünschen neu gestalten wollen, dann müssen Sie zumindest eine Ahnung von der Raumwirkung der Farben haben, die Sie einsetzen wollen. Auch Grundkenntnisse von Ergonomie wären gut: Was ist am besten wo untergebracht, sodass bei der Arbeit die wesentlichen Dinge griffbereit sind – und trotzdem nicht überall herumliegen? Sammeln Sie so viele Informationen wie möglich, sehen Sie sich entsprechende Beispiele an und werden Sie sich darüber klar, was Sie alles benötigen.

2. Wirken lassen

Dann tun Sie erst einmal gar nichts! Nehmen Sie Abstand vom Vorhaben. Denken Sie nicht mehr daran, widmen Sie sich anderen Beschäftigungen. In dieser Zeit des Nichtstuns hat Ihr Unbewusstes die Möglichkeit, die verschiedenen Informationen und Ihre Aufgabenstellung in Verbindung zu bringen und so neue Ideen zu finden. Oft kann diese Phase ein paar Tage dauern – egal. Vertrauen Sie in die eigene Kreativität.

3. Einfälle sammeln

Was während des Nichtstuns wächst, findet irgendwann seinen Ausdruck: Neue Ideen werden Ihnen vielleicht völlig unerwartet beim Kochen oder auf einem Spaziergang in den Sinn kommen. Meist bekommen wir die besten Einfälle dann, wenn wir ENTSPANNT sind und überhaupt nicht mit der eigentlichen Aufgabenstellung befasst sind. Schreiben Sie diese Geistesblitze sofort auf, auch wenn sie Ihnen zunächst vielleicht unrealistisch erscheinen. Entscheidend ist, dass Sie offen sind für alles, was Ihnen Ihr Unbewusstes präsentiert. Notieren Sie also jede noch so merkwürdig erscheinende Idee.

4. Ideen prüfen

Nun geht es darum, die gesammelten Einfälle auf ihren Nutzen hin zu prüfen. Welche der Ideen für Ihr neues Arbeitszimmer ist wirklich umsetzbar? Welche der Eingebungen bietet welche Vor- und welche Nachteile? In dieser Phase sollten Sie kritisch abwägen, doch geben Sie Ihren NEUEN KREATIVEN IMPULSEN eine Chance, Wirklichkeit zu werden. Vieles von dem, was Forscher, Ingenieure, Künstler und andere entdeckt haben, schien zunächst vollkommen unsinnig. Vertrauen Sie darauf, dass Sie es fühlen werden, ob es sich um eine gute Idee handelt oder nicht. Falls Sie alle bisherigen Lösungen verwerfen, starten Sie den kreativen Prozess einfach noch einmal.

Vertrauen in die eigenen Fähigkeiten

Viele Menschen blockieren sich in ihrer Kreativität selbst, indem sie zu hohe Maßstäbe an sich anlegen oder hinderliche Überzeugungen mit sich herumtragen. Wenn Ihnen im Zusammenhang mit Kreativität nur Wolfgang Amadeus Mozart oder Salvador Dali in den Sinn kommen, ist klar, dass da leicht das Gefühl entsteht, nicht mithalten zu können. Zweifel an den eigenen Fähigkeiten blockieren und können so kreative Impulse schon im Vorfeld abwürgen. Legen Sie deshalb die Messlatte nicht zu hoch. VERTRAUEN SIE SICH und Ihrer Kreativität. Ihre Kreativität beginnt in Ihrem eigenen Kopf, in Ihrem Denken und Fühlen. Lassen Sie sich auch nicht durch populäre Kreativitätsmythen von Ihrem schöpferischen Schaffen abhalten – die meisten von ihnen entsprechen nämlich gar nicht der Wirklichkeit, wie Sie auf der nächsten Seite erfahren werden.

Kreativitätsmythen

»NUR MENSCHEN MIT EINEM ECHTEN TALENT KÖNNEN WIRKLICH KREATIV SEIN.«

Viele Menschen halten Kreativität für eine Frage der Begabung. Doch sie hat auch etwas mit Motivation, innerer Bereitschaft und Training zu tun: Je öfter Sie kreativ sind, umso kreativer werden Sie.

»KREATIV SEIN HEISST, ETWAS VÖLLIG NEUES, NOCH NIE DAGEWESENES ZU ENTWICKELN.«

Es gibt wenig wirklich Neues. Fast alle Ideen und Erfindungen wurden auf der Basis bereits vorhandener Ideen heraus entwickelt. Nahezu alle Künstler oder Erfinder haben sich durch andere Menschen oder durch ihre Umgebung INSPIRIEREN lassen. Weshalb sollten Sie das nicht auch tun und sich von stilistischen Elementen aus den Werken bekannter Künstler zu etwas Neuem anregen lassen.

»KREATIVITÄT UND WAHNSINN LIEGEN NAHE BEIEINANDER.«

Besonders kreative Menschen, wie etwa geniale Künstler oder Wissenschaftler, müssen sich durchaus nicht zwangsläufig am Rande geistiger Gesundheit bewegen. Mag sein, dass einige Genies psychische Probleme hatten, doch die haben auch viele Nichtkreative. Heute geht die Wissenschaft davon aus, dass gerade eine gesunde Psyche eine Quelle für Kreativität ist, die das Leben ganz wesentlich bereichert.

»GUTE IDEEN ENTSTEHEN VON ALLEIN: ENTWEDER SIE KOMMEN ODER SIE KOMMEN NICHT.«

Hinter diesem Mythos steckt die Vorstellung, dass Einfälle und Inspiration wie von Zauberhand aus dem Nichts heraus entstehen – durch DIE BERÜHMTE MUSE, die den kreativen Menschen küsst. Tatsächlich bedeutet Kreativität auch: Arbeit und Geduld investieren. Jeder Kreative muss etwas dafür tun, dass die Ideen auch kommen.

»MIT KREATIVITÄT MUSS MAN GANZ FRÜH ANFANGEN. JENSEITS DER 40 IST ES DAMIT VORBEI.«
Das ist ein ganz großer Irrtum! Es gibt viele Beispiele von Menschen, die sogar ERST IM HOHEN ALTER begonnen haben, Bilder zu malen, Bücher zu schreiben oder Erfindungen zu machen: Grandma Moses beispielsweise, eine amerikanische Vertreterin der Naiven Malerei, hatte erst mit 70 Jahren zu malen begonnen. Als sie mit über 100 Jahren starb, hinterließ sie 1400 Bilder.

Genie ist zu 10 Prozent Inspiration
und zu 90 Prozent Transpiration.

[Johann Wolfgang von Goethe]

Eckdaten für Kreativität

Sie können also jederzeit damit anfangen, kreativ zu sein! Lösen wir uns von den Mythen und wenden wir uns den Dingen zu, die für Kreativität wichtig sind:

Sie brauchen eine möglichst hohe FRUSTRATIONSTOLERANZ. Lernen Sie, es auszuhalten, dass Sie ab und zu nicht weiterkommen oder Ihnen partout nichts einfallen will. Bei kreativem Tun ist es ein ganz wesentliches Element, bei der Stange zu bleiben. Oft stirbt ein kreatives Vorhaben schon vor dem Start, weil irgendwo im Hinterkopf die Befürchtung lauert, man könne scheitern. Fangen Sie einfach an und machen Sie unbekümmert weiter, auch wenn die Ergebnisse nicht gleich so ausfallen, wie Sie es sich vorgestellt haben. Erfolgreich kreativ arbeitende Menschen brauchen oft unzählige Anläufe, bis sie eine funktionierende Idee finden und sie für sich stimmig umsetzen.

Zur Kreativität gehört immer auch FLEXIBILITÄT. Suchen Sie ständig neue Herangehensweisen sowie viele alternative Wege und Methoden, Ihr Vorhaben zu realisieren. Das bringt Ihre grauen Zellen ganz schön auf Trab. Klappt das eine nicht, probieren Sie etwas anderes. Fragen Sie andere Menschen, lesen Sie Bücher über ähnliche Projekte. Nutzen Sie das Internet.

Wer kreativ sein will, braucht einen entsprechenden FREIRAUM. Wenn Sie Ideen entwickeln, können Sie keine Zensur gebrauchen. Es soll auch Ungewöhnliches ausprobiert werden können, ohne dass jemand sofort mit Kritik bei der Hand ist. Auch Lob ist während des kreativen Prozesses nicht so förderlich, wie man meint. Es führt leicht dazu, dass Sie sich mit der zweitbesten Lösung zufrieden geben und den Dingen nicht weiter auf den Grund gehen.

Wer kreativ ist, erweitert unentwegt DEN EIGENEN HORIZONT. Die Fähigkeit, Neues zu erträumen und bisherige Gedankenbarrieren zu sprengen, lässt sich trainieren. Beschäftigen Sie sich häufiger mit Dingen, mit denen Sie bis dato nichts am Hut hatten. Lassen Sie sich auf unbekannte Gedankengänge ein. Stellen Sie immer wieder selbst Ihre tiefsten Überzeugungen infrage und überlegen Sie, welche Alternativen es geben könnte. Tun Sie öfter einfach mal das Gegenteil von dem, was Sie sonst tun. Fragen Sie andere nach ihren Ansichten und danach, wie sie es gewöhnlich angehen, Lösungen für Probleme zu finden. Denken Sie daran: Neben der vertrauten Ansicht gibt es immer auch unorthodoxe Sichtweisen – die vielleicht genau den kreativen Kick bringen, den Sie suchen.

Gute Beziehungen

5

→ Ab der Lebensmitte werden Beziehungen zu anderen Menschen besonders wichtig. Durch Ihre gewachsene Lebenserfahrung kennen Sie Ihre Bedürfnisse jetzt viel besser und wissen, wer gut zu Ihnen passt. In der Umbruchphase der Wechseljahre können bisherige Beziehungen, Partnerschaften und Freundschaften enden und ganz neue entstehen. Möglicherweise wollen Sie sich auch sozial, kulturell oder gesellschaftlich stärker engagieren.

Was wir brauchen

Alle Menschen haben Sehnsucht nach Nähe und Berührung – körperlich wie seelisch. Seelisch fühlen wir uns dann berührt, wenn unsere Gefühle stark angesprochen werden, wenn wir beispielsweise erleben, dass ein anderer Mensch uns etwas schenkt, das ausdrückt, wie gut er uns versteht, SCHÄTZT UND MAG.

Körperlich lieben wir alles Angenehme, das wir auf unserer Haut spüren können: Streicheleinheiten, Küsse, Umarmungen, sanfter Druck, Massieren, Kraulen, Haut-an-Haut mit einem geliebten Menschen einfach seine Nähe genießen. Gerade der Haut-zu-Haut Kontakt ist wichtig. Mit einer Gesamtfläche von fast zwei Quadratmetern ist die Haut unser bei weitem größtes Organ. Auf einem Quadratzentimeter Haut enden vier Meter Nervenfasern. Besonders intensiv können wir mit der Innenseite unserer Hände fühlen. Nicht weniger als 25 Tastzellen befinden sich dort auf jedem Quadratzentimeter. Gigantisch, nicht? Fühlen ist etwas ELEMENTARES, was wir genauso zum guten Leben brauchen wie Essen, Trinken und Schlafen.

Fernsehen und Computer, Bücher und Filme machen zwar unser Leben bunt und interessant – doch die Welt der Produkte und des schönen Scheins ersetzt nicht den direkten Kontakt zu anderen Menschen, da sie unser Grundbedürfnis nach Nähe und Berührung nicht befriedigt. Überhaupt erleben wir im Alltag eher eine starke Unausgewogenheit unserer sinnlichen Wahrnehmung. Der Gesichtssinn wird regelrecht überfüttert mit Informationen, während unser Tastsinn hungrig bleibt. Dass Wellness zum Megatrend der letzten 20 Jahre wurde, hat mit dem »unterernährten« Tastsinn zu tun.

Liebe, Nähe und Sexualität

Obwohl es auch unter älteren Paaren immer mehr Trennungen und Scheidungen gibt, schafft es ein Großteil doch, zusammenzubleiben und sich miteinander wohl zu fühlen. Gibt es Erfolgsrezepte für lang andauerndes gemeinsames Glück?

Kleine »Zutatenliste« für Paarbeziehungen

Liebe will gepflegt werden

Liebe ist die stärkste Form der Zuneigung, die Menschen füreinander empfinden, und eine gute Grundlage für dauerhaftes Zusammenbleiben. Damit Liebe überdauert, sollten Paare jedoch in sie »investieren«:
→ sich Zeit füreinander nehmen und gemeinsame Erfahrungen teilen,
→ miteinander über Gefühle sprechen,
→ sich im Alltag positiv begegnen und einander verwöhnen.

Wertschätzung deutlich zeigen

Nehmen Sie den anderen so an, wie er ist. Versuchen Sie nicht, ihn nach Ihren Vorstellungen umzumodeln. Indem Sie Ihren Partner uneingeschränkt akzeptieren, drücken Sie Ihren RESPEKT für ihn aus und zeigen, dass Sie auch seine Schwächen tolerieren können.

Vertrauen wachsen lassen

Jede enge Beziehung lebt am Anfang von einem Vertrauensvorschuss. Enttäuscht unser Partner diese in ihn gesetzte Erwartung nicht, entsteht langsam echtes Vertrauen. Doch ist unbedingte allumfassende

OFFENHEIT in der Partnerschaft weder realistisch noch wünschenswert. Jeder Mensch braucht seinen eigenen privaten Bereich, der nur ihm gehört. Manche Dinge möchte man vielleicht auch erst preisgeben, wenn das Vertrauen in den anderen gefestigt ist.

Toleranz einüben

Die Liebe stirbt manchmal eines langsamen Todes, wenn im Alltag nicht das, was am anderen liebenswert ist, im Vordergrund steht, sondern das, was im gemeinsamen Zusammenleben stört und nervt. Wie wäre es mit einem »Toleranzvertrag«?

→ Jeder schreibt die aus seiner Sicht drei größten Schwächen des anderen auf. Eine davon könnte zum Beispiel sein: »Du zauderst ewig herum, wenn du eine Entscheidung treffen sollst.«

→ Hinter jeden der drei Punkte schreiben Sie dann Ihre neue Strategie, mit dieser Schwäche des anderen umzugehen.
Bei unserem Beispiel: »Ich werde dich nicht antreiben, sondern akzeptieren, dass du für Entscheidungen mehr Zeit brauchst als ich .«

Besprechen Sie den genauen Inhalt Ihres gegenseitigen Toleranzvertrags. Er ist für beide gültig und bindend. Das Verblüffende: Darf das störende Verhalten erst mal so sein, wie es ist, werden Veränderungen sehr viel leichter möglich.

Streitthemen anders beleuchten

Welche Anlässe führen bei Ihnen typischerweise zu Unzufriedenheit und Streit? Jeder von Ihnen stellt dazu seine PERSÖNLICHE Hitliste zusammen. Einige Punkte auf den Listen werfen Sie sich vielleicht ständig gegenseitig vor: »Du arbeitest zu viel«, »Du versprichst immer Dinge, die du nicht einhältst« oder Ähnliches. Nun erkennen Sie, dass es nicht darum geht, wer der Schuldige ist, sondern dass Sie es beide mit großen Herausforderungen zu tun haben.

ÜBUNG

Kleiner Partnerschafts-TÜV

Sehen Sie sich Ihre Partnerschaft einmal unter folgenden Gesichtspunkten an:

1 **Wertschätzung:** Gehe ich mit meinem Partner respektvoll um? Fühle ich mich von ihm respektvoll behandelt?

2 **In den Fettnapf treten:** Wenn ich meinem Partner einmal – absichtlich oder unabsichtlich – Unrecht getan oder ihn beleidigt habe, fällt es mir dann leicht, mich zu entschuldigen? Wenn er mir Unrecht getan hat, sagt und zeigt er mir rasch, dass es ihm Leid tut?

3 **Miteinander reden:** Wie oft reden wir miteinander über Wesentliches?

4 **Streiten:** Wenn wir streiten, finden wir dann letztlich auch gemeinsam gute Lösungen? Können wir Konflikte rasch klären oder nehmen wir den Streit »mit ins Bett«?

5 **Versöhnen:** Vertragen wir uns rasch wieder oder sitzt einer von uns lange in der Schmollecke? Vielleicht sogar tagelang?

6 **Gemeinsame Erlebnisse:** Unternehmen wir oft etwas miteinander? Oder gemeinsam mit Freunden?

7 **Liebe, Zärtlichkeit und Sex:** Schenken wir einander die Streicheleinheiten, die jeder von uns braucht?

8 **Sicherheit und Vertrauen:** Kann jeder von uns sicher sein, dass der Partner zu ihm steht?

Werten Sie nun Ihre Ergebnisse aus. Vergeben Sie für jeden Bereich Punkte zwischen 1 und 10 (1 = sehr schlecht, 10 = optimal). Ihr Partner nimmt diese Bewertung ebenfalls aus seiner Sicht vor. Wie sehen Ihre Ergebnisse aus? Ähneln sie sich oder sind sie sehr unterschiedlich ausgefallen?

Eine ungefähre Einschätzung:

A Liegt nur ein einziger Bereich bei beiden Partnern unter 5 und alle anderen darüber, kann man von einem guten Beziehungsfundament reden. Besprechen Sie Ihre Ergebnisse gemeinsam und überlegen Sie, was Sie ändern und wie Sie gemeinsam vorgehen möchten.

B Liegen bei Ihnen beiden zwei, drei oder vier Bereiche unter 5, dann haben Sie Lernbedarf. Tauschen Sie sich über die Ergebnisse aus und konzentrieren Sie sich zunächst auf einen Bereich, den Sie gemeinsam verbessern möchten. Wenn Sie nach einiger Zeit spüren, dass sich hier etwas zum Positiven geändert hat, dann entscheiden Sie sich gemeinsam dafür, sich einen zweiten der kritischen Bereiche vorzunehmen und diesen zu bearbeiten.

C Liegen fünf bis sieben Bereiche unter 5, dann haben Sie sich weitgehend auseinander gelebt oder auch auseinander entwickelt. Wenn Sie trotzdem noch viel füreinander empfinden, dann verfahren Sie wie unter Punkt B beschrieben.

D Liegen alle Bereiche unter 5, dann heißt das, dass Sie einander eher gegenseitig behindern, anstatt sich und Ihre Beziehung zu fördern. Sie sollten überlegen, ob die Beziehung langfristig überhaupt Sinn macht.

E Weichen Ihr Testergebnis und das Ihres Partners bei einigen Punkten stark voneinander ab, dann fühlt sich offensichtlich einer von Ihnen zu kurz gekommen. Suchen Sie gemeinsam zunächst in dem Bereich nach Verbesserungen, der dem unzufriedenen Partner am wichtigsten ist.

Sex ist immer ein Thema

Liebe und Sexualität haben im Grunde nichts mit dem Lebensalter zu tun. Sofern die körperlichen Voraussetzungen dafür da sind, kann Sex in jedem Alter sehr viel Spaß machen. Wir sind nur nicht gewohnt, so zu denken, weil uns die Medien seit Jahrzehnten mit der Botschaft von der heiligen Dreieinigkeit »Sex haben = Jung sein = Attraktiv sein« berieseln. Verinnerlichen Sie diesen von außen aufgedrückten Glaubenssatz, werden Sie mit fortschreitendem Alter garantiert immer unglücklicher. Dabei hat dieses MEDIENMÄRCHEN nichts mit der Realität zu tun, denn: Alle Menschen haben das Bedürfnis nach Liebe und körperlicher Zuneigung, egal wie alt sie sind.

Rollenklischees verändern sich

In unserer Gesellschaft gibt es noch immer ein Phänomen, das die amerikanische Publizistin Susan Sontag als den »double standard of aging« bezeichnete: Sie wies darauf hin, dass das Älterwerden von Frauen anders gesehen und gewertet wird als das Älterwerden von Männern. Während für Männer zwei Schönheitsideale Gültigkeit haben – der junge Mann und der reife Mann mit den grauen Schläfen –, ist für Frauen nur eines vorgesehen: die ewig mädchenhafte junge Frau. Frauen mit Falten, grauem Haar und einem weiblichen Körper, der vom Leben erzählt, scheinen für viele gleichaltrige Männer noch gewöhnungsbedürftig zu sein.

Doch es gibt auch einen anderen Trend: Immer mehr ältere Frauen genießen Liebe und Sex mit einem jüngeren Mann. Einige Frauen fühlen sich nach den Wechseljahren freier, ihre Sexualität zu leben – der monatlichen Regelblutung und Verhütung entbunden. Doch nicht nur Sex allein macht diese Beziehungen erfolgreich. Ältere Frauen profitieren von jüngeren Männern und umgekehrt. Lebenserfahrung und Sicherheit trifft auf jugendliches Draufgängertum, und junge Männer haben meist im Gegensatz zu älteren Männern WENIGER STARRE ROLLENVORSTELLUNGEN. Die Gesellschaft steht solchen altersungleichen Partnerschaften noch recht skeptisch gegenüber. Den Frauen wird schnell eine Midlife-Crisis nachgesagt, während man Männern in einer solchen Beziehung einen Mutterkomplex oder materielle Interessen unterstellt. Je mehr Beziehungen zwischen reifen Frauen und jungen Männern entstehen, desto rascher werden diese Vorurteile ad acta gelegt sein.

Sexuelle Zufriedenheit ist nicht nur wichtig für eine glückliche Beziehung, sondern wirkt sich auch günstig auf die Gesundheit aus. Diesen Schluss zog die australische Paar- und Sexualtherapeutin Professor Rosie King nach Auswertung einer Umfrage zu Liebe, Sex und Gesundheit. So schätzten sich besonders jene als sehr gesund ein, die gleichzeitig auch eine hohe körperliche Befriedigung in der Partnerschaft erleben. Entgegen landläufiger Vorstellungen haben nicht wenige Frauen jenseits der Lebensmitte sexuell glückliche Beziehungen.

Ja, schön: Und was mache ich als Single-Frau?

Etliche Frauen beschließen in den Wechseljahren, eine unbefriedigende langjährige Beziehung zu beenden. Hintergrund dafür sind meist »alte« sexuelle Probleme in der Partnerschaft, allgemeines Sich-auseinander-Leben oder eine schon lange bestehende sexuelle Lustlosigkeit. Viele Frauen wollen dann lieber allein leben als weiter so. Doch wie sieht es mit dem Sexleben der älteren Single-Frauen dann aus?

Sex mit sich selbst kann schön sein, aber stillt er den Berührungshunger der Haut? Sich selbst streicheln ist auch herrlich – ganz unabhängig davon, ob Sie einen Partner haben oder nicht, sollten Sie das häufig tun – doch ist es etwas anderes als die Nähe zu und der INNIGE KONTAKT mit einem Menschen, den Sie lieben und der Sie auch liebt.

Es gibt »echte« Singles, die bewusst und ohne etwas zu vermissen das Leben ohne Partner als Lebensstil pflegen und damit glücklich sind. Oft ist aber das Single-Leben nicht freiwillig gewählt, sondern ergibt sich nach einer Trennung. Besonders nach dem Ende von langjährigen Beziehungen besteht meist nicht der Wunsch, sofort wieder in ein neues Miteinander einzusteigen. Und wer gar eine Reihe von enttäuschenden Partnerschaften erlebt hat, wird besonders vorsichtig.

Wenn Sie gerade Single sind, akzeptieren Sie als Erstes Ihre Situation und gewinnen Sie ihr POSITIVE SEITEN ab. Setzen Sie sich aber auch mit Ihren bisherigen Beziehungsmustern auseinander:

→ Durch die Übung zu Ihrer Biografie (→ siehe Seite 51) haben Sie wahrscheinlich einige Muster in Ihren bisherigen Beziehungen gefunden. Diese können Ihnen Impulse für Ihre persönliche Weiterentwicklung geben und Ihnen auch zeigen, wo für Sie Lernbedarf ist. Mit der Plus-Minus-Analyse (→ siehe Seite 56) konnten Sie klären, was Sie wollen und was Sie nicht mehr wollen. Als Single haben Sie jetzt Zeit und Muße, sich der Gegenwart und der Zukunft zu widmen: Sorgen Sie für Ihre persönliche Zufriedenheit im Alltag.

→ Die Übungen zur Ent-bitterung (→ siehe Seite 84) sind Ihnen vielleicht an der Stelle, wo es um gescheiterte Beziehungen und Vergeben geht, nicht gerade leicht gefallen. Doch neue Beziehungen profitieren davon, wenn Sie inneren Groll loslassen.

→ Grübeln Sie aber nicht zu viel! Tun Sie sich öfter etwas Gutes: Genießen Sie Wellness-Angebote – nicht nur, weil Ihre Gesundheit davon profitiert, sondern auch, um Ihre Haut ganzkörperlich zu stimulieren. Gönnen Sie sich Massagen, gehen Sie schwimmen, bewegen Sie sich.

→ Lassen Sie sich Zeit mit der Suche nach einem neuen Partner. Sie sind nicht »unvollständig«, wenn Sie in keiner Paarbeziehung leben. Sie sind eine EIGENSTÄNDIGE PERSÖNLICHKEIT. Widmen Sie sich Dingen, die Sie gerne tun, und lassen Sie Neues an sich heran: Legen Sie sich ein spannendes Hobby zu und pflegen Sie Ihre Interessen.

Alte Freundschaft –
neue Freundschaft

Freundschaften können wir auch ohne Partner aufbauen. Dabei steht Qualität, nicht Quantität im Vordergrund. Im Kontakt zu Menschen sind wir anders, als wenn wir nur um uns selbst kreisen. Wohl fühlen wir uns dort, wo wir willkommen sind, auf Interesse stoßen, **OFFEN UND AUTHENTISCH** sein können und wertgeschätzt werden, so wie wir sind. Will ich diese Qualität erleben, heißt das aber auch: Ich bin ebenso gefordert, mich für den anderen zu interessieren, ihn in seinem So-Sein zu akzeptieren, ihn zu verstehen und zu würdigen.

Was macht eine Freundschaft dauerhaft?

Im Laufe des Lebens gibt es verschiedene Hoch-Zeiten für neue Freundschaften. Sie gehen meist mit dem persönlichen Werdegang einher: Wir finden Freunde im Kindergarten, in der Schule, während der Ausbildung oder im Studium, beim Eintritt in das Berufsleben und beim Karrieremachen. Wir lernen aber auch Menschen im Rahmen der Kindererziehung, unserer Freizeitaktivitäten und bei sozialem Engagement näher kennen. Wenn Sie einen Blick auf Ihre Biografie werfen, können Sie entsprechende Muster erkennen. Ändert sich die Lebenssituation, wechseln oft auch die Freundschaften. Mit den Jahren aber bildet sich **EIN HARTER KERN** an Freundinnen und Freunden heraus, der uns lange erhalten bleibt.

Studien zeigen, dass Wertschätzung und Selbstwertgefühl zentrale Punkte für gut funktionierende Freundschaften sind. Dabei stehen offenbar weniger Feststellungen im Vordergrund wie »Du bist mir so viel wert, deshalb will ich den Kontakt zu dir«, sondern eher ein Empfinden wie

»Du bist jemand, bei dem/bei der ich mich wohl fühle, du schätzt und magst mich, dir bedeute ich etwas.« Scheint das egoistisch? Nur auf den ersten Blick. Wenn beide Freunde sich beim jeweils anderen gut aufgehoben fühlen, erfüllt das den Hauptanspruch von Freundschaften und Partnerbeziehungen: ein GLEICHKLANG der eigenen Persönlichkeitsentwicklung mit der des Freundes. Zweckfreundschaften, bei denen ein bestimmter Nutzen das Verbindende ist, sind durchaus auch in Ordnung. Diese gehen jedoch meist dann in die Brüche, wenn der gemeinsame Nutzen nicht mehr gegeben ist.

Wie Sie Ihre Freundschaften pflegen

Wie jeder Garten Pflege braucht, wollen auch Freundschaften gehegt sein. Miteinander telefonieren, E-Mails schicken, gemeinsam etwas unternehmen ist das eine, ein OFFENES OHR auch für Probleme haben und da sein, wenn Sie gebraucht werden, ist das andere. Auch kleine Geschenke sind wichtig, jedoch: Schenken Sie etwas, von dem Sie wissen, dass es Ihre Freundin oder Ihr Freund wirklich mag, etwas, was ihr oder ihm Freude macht. Wichtiger aber ist es, durch Fragen Interesse und Wertschätzung zu signalisieren: Wo gehst du gerne hin? Was magst du besonders? Wie bist du dazu gekommen, so zu denken wie du denkst? Wie möchtest du gerne leben? Und: Bringen Sie hin und wieder klar zum Ausdruck, dass Ihnen die Freundschaft viel bedeutet.

Veranstalten Sie einen »Jour fixe«

Legen Sie einen regelmäßigen Termin fest, etwa jeden ersten Samstagabend im Monat, an dem Sie Freundinnen und Freunde ganz formlos zu sich einladen. Sorgen Sie für genug Sitzmöglichkeiten, doch machen Sie es sich einfach, was das Essen angeht. Vielleicht kann jeder Besucher eine Kleinigkeit mitbringen. Im Vordergrund soll das zwanglose MITEINANDER stehen und der gemeinsame Austausch.

Erwartungen drosseln

Schrauben Sie die Erwartungen an Ihre Freundinnen und Freunde nicht zu hoch. Auch in einer engen Freundschaft bleibt jeder Mensch ein Mensch für sich, mit eigenen Interessen, Ängsten, Wünschen und Macken – **EIN EIGENES KLEINES UNIVERSUM**. Es ist aufschlussreich und spannend, sich die eigenen Erwartungen an andere einmal genauer anzusehen.

ÜBUNG

Eigene Erwartungen überprüfen

Schreiben Sie alles auf, was Sie von einem Freund/einer Freundin erwarten: Was ist Ihnen wichtig, was soll der oder die andere sagen oder tun?

Ich erwarte, dass...

Wenn Sie alles notiert haben, was Ihnen einfällt, drehen Sie den Spieß um. Richten Sie jetzt die Aufmerksamkeit auf sich selbst und stellen Sie sich vor, der Freund/die Freundin hätte diese Erwartungen an Sie.

Du erwartest von mir, dass...

Könnten Sie diese Erwartungen erfüllen? Ja / Nein / Teilweise

Neue Freunde finden

Die besten Möglichkeiten, neue Freunde zu finden, sind genau dort, wo man mit Menschen ein Gespräch beginnen kann. Wenn Sie überlegen, bieten sich täglich SEHR VIELE GELEGENHEITEN, mit anderen ein paar Worte zu wechseln. Niemand weiß, ob sich daraus ein längerfristiger Kontakt oder eines Tages eine tiefe Freundschaft entwickeln wird, doch manchmal wirken ein paar nette, unverbindliche Worte Wunder. Überlegen Sie einmal, wie vielen Menschen Sie täglich ganz zufällig begegnen. Da sind Ihre Nachbarn, der Briefträger, die Verkäuferin im Lebensmittelgeschäft, die Frau, die neben Ihnen im Bus sitzt oder mit Ihnen an der Haltestelle wartet, die Kundin hinter oder vor Ihnen in der Warteschlange bei der Post und so weiter. Dazu kommen all jene, die Sie treffen, wenn Sie sich ganz bewusst unter die Leute begeben – wie etwa bei einer Hochzeit oder auf einem Fest, bei einem Vortrag, in der Gymnastikgruppe, bei Weiterbildungskursen, bei Musik- oder Theaterveranstaltungen, in einer Bürgerinitiative, in einem Verein oder im Urlaub.

Sie können mehr gewinnen als verlieren, wenn Sie sich dazu entschließen, FREUNDLICHE WORTE mit Ihren Mitmenschen auszutauschen.

Was können Sie gewinnen?

→ Die Erfahrung, kontaktfähig zu sein.
→ Eine neue Erfahrung mit einem unbekannten Menschen.
→ Eine interessante Bekanntschaft.
→ Längerfristig vielleicht eine Freundin oder einen Freund.

Was riskieren Sie?

→ Dass Ihr Gegenüber keine Lust auf Kontakt hat.
→ Dass Sie erkennen, dass Sie Ihr Gegenüber falsch eingeschätzt haben und sie auf keinen gemeinsamen Nenner miteinander kommen.

Vielleicht kostet es Sie ein wenig Überwindung, ein Gespräch mit jemand anzufangen, den Sie nicht kennen. Und es kann sein, dass Sie Ihr Gegenüber dann doch nicht spannend finden – aber das können Sie erst einschätzen, wenn Sie den Schritt hin zum anderen getan haben. Tun Sie nichts, passiert auch nichts und Sie erfahren nie, ob Ihnen nicht gerade die Chance entgangen ist, auf einen netten und INTERESSANTEN MENSCHEN zu treffen.

Schon nach wenigen Sätzen werden Sie merken, ob zwischen Ihnen »die Chemie stimmt«. Wenn ja, dann bitte den Kontakt nicht einfach wieder einschlafen lassen. Überlegen Sie sich Möglichkeiten, wann und wo Sie den anderen wieder treffen könnten: Tauschen Sie zum Beispiel Telefonnummern oder Visitenkarten aus, oder halten Sie nach möglichen gemeinsamen Aktivitäten Ausschau wie Vorträge, ins Kino oder ins Museum gehen oder andere Events. Sprechen Sie eine Einladung aus: zu einem gemeinsamen Essen, Spaziergang oder, wenn Sie sich schon besser kennen, zu einem Besuch zu Hause. Signalisieren Sie einfach Interesse. Üben Sie, freundlich und UNKOMPLIZIERT auf andere zuzugehen. Dann ist die Wahrscheinlichkeit sehr hoch, dass Sie rasch neue Freunde finden.

Künftige Ex-Freunde

Es kann auch passieren, dass Sie mit einigen Menschen aus Ihrem bisherigen Freundeskreis nichts mehr zu tun haben wollen. Vielleicht erkennen Sie, dass das Zusammensein mit ihnen für Sie nicht förderlich gewesen ist. Dafür kann es viele Gründe geben: Möglicherweise erleben Sie gemeinsame Treffen als oberflächlich und eher runterziehend als aufbauend. Vielleicht erkennen Sie auch, dass sie einander nur wenig zu sagen haben. Lassen Sie diese Kontakte dann einfach einschlafen, indem Sie sich zurückziehen. Sie können Ihre Zeit immer nur einmal investieren. Und da ist es besser, Sie stecken sie in Beziehungen, die Ihnen wirklich etwas bedeuten.

ÜBUNG

Meine Freunde, meine neuen Freunde und meine künftigen Ex-Freunde

Wenn Sie mal die Zeit von Ihrem 20. Lebensjahr an aufwärts wie einen Film an Ihrem geistigen Auge an sich vorbeiziehen lassen... mit wem waren oder sind Sie besonders gern zusammen?

Warum? Was macht(e) die Qualität dieser Beziehung/Freundschaft aus?

Welche Kontakte und Beziehungen bringen Ihnen nichts oder nur wenig, werden vielleicht nur noch aus purer Gewohnheit aufrechterhalten?

Und: Nachdem Sie Zeit nur einmal »ausgeben« können: Mit wem wollen Sie künftig weniger Kontakt haben?

Mit wem wollen Sie künftig mehr Kontakt haben?

Was könnten Sie mit den Menschen, mit denen Sie mehr Kontakt haben wollen, unternehmen? (Für jede Person einzeln überlegen.)

Welche Personen möchten Sie künftig gerne näher kennen lernen?

Listen Sie Ideen auf, wie Sie den Kontakt knüpfen und vertiefen könnten (Nur Mut, lassen Sie sich etwas einfallen! Nutzen Sie Ihre Kreativität!):

Gute Nachbarschaften

Auch wenn Sie mit Ihren Wohnungs- oder Hausnachbarn nicht gleich Freundschaft schließen möchten, so ist es doch sinnvoll, ab und zu ein kleines Zeichen zu setzen, mit dem Sie Freundlichkeit und Wertschätzung SIGNALISIEREN. Das tut der Gemeinschaft gut und fördert eine positive Grundstimmung in der Nachbarschaft, ganz gleich, ob Sie zur Miete, in einer Eigentumswohnung oder im eigenen Haus leben. Für gute nachbarschaftliche Beziehungen lässt sich, abgesehen von Elementartugenden wie Grüßen, Lächeln und freundlichen Worten über das Wetter, einiges mehr tun. Dazu ein paar kleine Anregungen:

→ Wenn Sie eine Zeitschrift abonniert haben: Werfen Sie sie nach dem Lesen nicht einfach in die Papiertonne, denn Sie können damit vielleicht einem Nachbarn eine Freude machen. Fragen Sie nach, ob INTERESSE besteht, als »Zweitleser« die Zeitschrift vor die Tür gelegt zu bekommen. Das können Sie auch mit der Tageszeitung so handhaben – doch dann sollte sie etwa bis zur Mittagszeit dort sein.

→ Stellen Sie eine Kiste mit gelesenen Büchern vor Ihre Wohnungstür und stecken Sie ein Schild dazu: »Liebe Nachbarn: Diese Bücher sind zu verschenken! Bedienen Sie sich.« Holen Sie dann nach zwei Tagen die Kiste wieder herein und geben Sie die übrig gebliebenen Bücher weiter, etwa an eine karitative Einrichtung.

→ Sagen Sie Ihren Nachbarn ab und an etwas Nettes über deren Hund oder Katze, auch wenn Sie selbst vielleicht keine große Tierfreundin sind. Sollte das Tier Sie irgendwann mit irgendetwas nerven, können Sie das dann viel LEICHTER ANSPRECHEN.

Auch wenn Sie sich vielleicht nichts aus Ihren Nachbarn machen und keine Interessen mit ihnen teilen: Es ist trotzdem einfach schöner, mit den Menschen in Ihrer Umgebung gut zurechtzukommen, als gruß- und blicklos an ihnen vorbeizugehen.

Wie Ihre Freunde zu Nachbarn werden können

Sie besitzen jetzt vielleicht ein eigenes Haus oder Sie wohnen – allein oder mit Ihrem Lebenspartner – in einer großen Wohnung. Ihre Kinder sind inzwischen in alle Himmelsrichtungen gezogen, und Sie fragen sich, was Sie mit all diesen Räumen anfangen sollen, in denen niemand mehr wohnt. Schön, Sie können sich ein Arbeitszimmer oder einen Entspannungsraum einrichten. Wohnen auf vielen Quadratmetern Fläche erfordert aber einen großen Aufwand an Reinigung und Instandhaltung, was mit zunehmendem Alter mühsamer wird.

Machen Sie sich rechtzeitig Gedanken darüber, am besten schon während der Wechseljahre, wie Sie in späteren Jahren leben möchten. Wenn Sie Lust haben, mit Ihren Freundinnen und Freunden zusammenzuleben, jeden Tag Menschen um sich zu haben, mit denen Sie Ihre Interessen teilen und viel unternehmen können, gründen Sie doch eine Hausgemeinschaft. Das hat nichts mit einer Wohngemeinschaft zu tun, die Sie vielleicht aus Studentenzeiten kennen. In einer Wohngemeinschaft gibt es – von einem eigenen Zimmer einmal abgesehen – kaum Rückzugsmöglichkeiten. In einer Hausgemeinschaft hat dagegen jeder seine eigene Wohnung und damit seinen PERSÖNLICHEN FREIRAUM. So können Sie die Gründung einer Hausgemeinschaft angehen:

1 Zunächst einmal sollten Sie Gleichgesinnte finden. Mit wem könnten Sie sich gut vorstellen, zusammen zu wohnen? Welche Altersstruktur sollte Ihr Wohnprojekt haben? Wollen Sie lieber mit Gleichaltrigen zusammenleben oder mit älteren sowie jüngeren Menschen, mit Kindern oder ohne? Auch gemeinsame Interessen, Bildung und individuelle Werthaltungen sollten bedacht werden. Gleichgesinnte finden Sie entweder im persönlichen Freundes- und Bekanntenkreis, durch ein Inserat in der Tageszeitung oder auch im Internet.

2 Wo möchten Sie wohnen? Lieber in der Stadt oder auf dem Land? Welche Ansprüche haben Sie hinsichtlich Ihres persönlichen Wohnraums innerhalb eines Wohnprojekts? Wie viel Platz brauchen Sie? Welche Gemeinschaftsräume sollte es geben? Welche Vorstellungen bezüglich gemeinschaftlicher Aktivitäten haben Sie (etwa an Festtagen wie Geburtstagsfeiern, Weihnachten, Ostern und so weiter)?

3 Wenn Sie eine Gruppe Gleichgesinnter gefunden haben und Sie nach mehreren Treffen merken, dass sie gut miteinander harmonieren, dann wird es konkret. Fragen, die in diesem Stadium auftauchen, drehen sich um Besitzverhältnisse: Wollen Sie Wohneigentum erwerben oder zur Miete wohnen? Regelungen müssen getroffen werden, etwa bei unterschiedlichem Eigenkapital und zu Eigentum, das zur GEMEINSCHAFTLICHEN NUTZUNG eingebracht wird (zum Beispiel Computer, Waschmaschine, Gartengeräte). Regeln Sie auch die Aufteilung zusätzlicher Investitionen und laufender Unterhaltskosten des Gebäudes und Ähnliches. Klären Sie in der Gruppe alle Rechtsfragen, insbesondere was vertraglich schriftlich geregelt werden sollte oder was steuer- und versicherungstechnisch sinnvoll ist.

4 Besonders wichtig ist, die vielleicht verschiedenen Vorstellungen und Erwartungen bezüglich einer Hausgemeinschaft und des Umgangs schon im VORFELD miteinander unter einen Hut zu bringen. Hier geht es um alles, was beim gemeinsamen Wohnen eine Rolle spielt: Art und Umfang persönlicher Freiräume, um Gemeinschaftsregeln, Haustiere, Verteilung von Gemeinschaftsaufgaben wie beispielsweise Reinigungsarbeiten, Gartenpflege und so weiter.

5 In einigen deutschen Bundesländern gibt es vom Land beziehungsweise von der Kommune geförderte Beratungsstellen zu gemeinschaftlichem Wohnen, so etwa in Nordrhein-Westfalen und in Hamburg. Initiatoren von Wohnprojekten bekommen dort fachkundige Beratung und Unterstützung.

Soziales Engagement

Gerade in den »heißen Jahren«, wo in Ihrem Körper, Ihrem Inneren und Ihrer Umgebung so vieles in Bewegung gerät, kann das Bedürfnis wachsen, über den eigenen Tellerrand hinauszublicken und neue Wege zu gehen. In vielen Frauen, die sich intensiv mit ihrer eigenen Entwicklung beschäftigen, erwacht früher oder später das Bedürfnis, den eigenen Wirkungskreis auszudehnen. Einen Kreis von Menschen zu finden, der ähnliche Werte und Ziele teilt, und mit diesen Gleichgesinnten GEMEINSAM AKTIV zu sein, wirkt äußerst sinnstiftend.

Engagement hat außerdem viele Vorteile:

→ Ein aktives Leben zu führen, ist spannender, als die Abende vor dem Fernseher zu verbringen.

→ Sie treffen neue Menschen, und der Kontakt mit ähnlich Interessierten verbindet.

→ Sie bekommen oft viel zurück: Freude, Dankbarkeit, Wertschätzung.

→ Sie können andere Menschen mit Ihrer Lebenserfahrung und Ihrem Wissen und Können unterstützen.

→ Gebraucht zu werden und das Gefühl, dazuzugehören schenkt ein großes Maß an Befriedigung.

→ Wenn Sie zusammen mit anderen etwas erreichen, erleben Sie Freude und Zufriedenheit.

→ Sie erkennen mehr und mehr, welche Fähigkeiten eigentlich in Ihnen schlummern.

→ Sie können Erfahrungen sammeln – auch Erfahrungen, die sich dann wieder für andere Bereiche nutzen lassen, etwa bei einer beruflichen Neuorientierung.

→ Sie können die Welt durchaus ein kleines bisschen besser machen – genau da, wo Sie sich engagieren und Ihre Energie investieren.

Das richtige Engagement

Es gibt viele verschiedene Arten, sich zu engagieren. Entweder Sie starten selbst eine Initiative, etwa in Ihrer nächsten Umgebung, oder Sie engagieren sich in einer der vielen öffentlichen Einrichtungen.

Familie, Freunde, Nachbarschaft

- Treffen mit einer bestimmten Absicht ausrichten (etwa Schreib-, Hobby-, Malkreis oder Ähnliches)
- familien- oder freundeskreisinterne Hilfsaktionen starten
- Betreuung übernehmen – beispielsweise für Kinder oder auch pflegebedürftige Angehörige
- Tiere hüten oder ausführen

Vereine, Institutionen und Organisationen

- Hilfsorganisationen, wie etwa der »Weiße Ring«, »Amnesty International«, »Terres des hommes/femmes« und so weiter
- Kinder- und Jugendorganisationen
- Vereine und Stiftungen zur Heilung von Krankheiten oder zur Unterstützung von Betroffenen, wie die »Deutsche Krebshilfe«
- Umweltorganisationen, wie »Greenpeace«, der »Bund Umwelt und Naturschutz« (BUND) und Ähnliches
- Tierschutzorganisationen, wie der »World Wildlife Fund« (WWF), regionale Tierschutzvereine und so weiter
- kulturelle und historische Stiftungen
- Völker verbindende Organisationen
- Kirchengemeinden
- politische Parteien

Probieren Sie aus, wo Sie sich am wohlsten fühlen. Und: Auch im gemeinsamen Tun können Sie FREUNDE FÜRS LEBEN finden.

Bücher & Links, die weiterhelfen

Zum Weiterlesen

Wechseljahre

Angelika Aliti: *Der weise Leichtsinn. Frauen auf der Höhe ihres Lebens.* Piper, 1998

Gissa Bührer-Lucke: *Wechseljahre ohne Hormone. Alternativen bei Hitzewallungen & Co.* Orlanda, 2004

Godula Koch, Ulrike Krasberg: *Regel-lose Frauen. Wechseljahre im Kulturvergleich.* Ulrike Helmer Verlag, 2002

Dr. med. Christiane Northrup: *Weisheit der Wechseljahre.* Zabert Sandmann, 2005

Julia Onken: *Feuerzeichenfrau. Ein Bericht über die Wechseljahre.* C. H. Beck, 2000

Standortanalyse

Barbara Sher, Barbara Smith: *Ich könnte alles tun, wenn ich nur wüsste, was ich will.* dtv, 2005

Innere Haltung

Dr. Karin Lindinger: *Lass los und... gewinne!* Gräfe & Unzer, 2004

Ian McDermott, Joseph O'Connor: *NLP und Gesundheit. Die offenen Geheimnisse der Gesunden.* VAK Verlags GmbH, 2002

Fitness, Wellness, Kreativität

Matthias Nöllke: *Kreativitätstechniken.* Haufe, 2004

Anna Trökes: *Yoga mehr Energie und Ruhe.* Gräfe & Unzer, 2004

Beziehungen

Claudia Arp, David Arp: *Liebe ist kein Zufall. Was glückliche Paare richtig machen.* Brunnen-Verlag, 2003

Kathrin Reichelt, Dagmar Uhl: *Homöopathie für die Partnerschaft.* Gräfe & Unzer, 2006

Zum Surfen

www.gut-durch-die-wechseljahre.de
Ausführliche Infos rund um die Wechseljahre

www.50plus.at
Website über die Umbruchphase in der Lebensmitte

www.das-gesundheitsportal.com
Forum für alternative Heilweisen; ausführliche Infos zu den Wechseljahren

www.heilpflanzen-welt.de
Ausführlicher Beitrag zu den Wechseljahren und Informationen über Heilpflanzen für die Mitte des Lebens

www.gesundheit.com
Website zur Gesundheit, mit Infos zu den Wechseljahren

www.zeitzuleben.de
Online-Ratgeber rund um die Themen Erfolg, Zufriedenheit und Lebensqualität

www.methode.de
Eine große Auswahl an hilfreichen Methoden, die das Leben in wichtigen Bereichen erleichtern können

www.neue-wohnformen.de
Informiert über verschiedene Möglichkeiten des Zusammenwohnens im Alter

Register

A/B
Alpha-Zustand 118
Ausdauersport 116
Ayurveda 30
Beckenbodentraining 20
Bewegung 30, 38, 115 ff.
Beziehungen 138 ff.
Biografiearbeit 51

C/D/E
Chinesische Medizin 31, 85
Cholesterinspiegel 32
Dankbarkeit 94, 101
Depressionen 16, 31, 63, 79
Eigeninterview 55
Empty-Nest-Syndrom 9
Energie 38, 41, 43, 69, 83, 107 f.
Ent-bittern 83
Ent-bitterungs-Fahrplan 84
Ernährung 29, 31, 110 ff.
Essregeln 111 f.

F/G
Fantasie 115
Fette 32, 114
Fitness-Check 117
Fliegende Hitze 18
Freude 97
Freude-Tagebuch 101
Freundschaft 147 ff.
Gehirn 65, 67, 122 ff.
Gehirntraining 124 ff.
Gestagenspiegel 11
Gewichtszunahme 20
Glückshormone 115
Groll 80 ff.
Groll-Stopp-Technik 88

H/I
Heilpflanzen 33
Herz-Kreislauf-Erkrankungen 32
Hitzewallungen 17 f., 26, 36, 39, 41
Hormonausschüttung 12
Hormonbehandlung 25
Hormone, männliche 11, 14
Hormone, weibliche 11, 14
Hormonersatzpräparate 14, 24
Hormonersatztherapie (HET) 22, 24, 29
Hormonhaushalt 11
Hormonproduktion 12
Hormonspiegel 13, 14
Hormonsubstitution 21
Hormonumstellung 12, 16
Inkontinenz 35
Innere Haltung 29, 101
Innerer Dialog 73 ff.

K/L
Kalzium 40, 112
Klimakterium 13 f., 27
Kohlenhydrate 112 f.
Kraftsport 116
Kreativer Prozess 132 ff.
Kreativität 27, 115, 131 ff.
Kreativitätsmythen 135 f.
Kurzentspannung 119
Lächeln 96
Lachen 95
Lebensfreude 93

M/N
Meditation 100
Menopause 13, 29
Menstruation 13
Menstruationszyklus 43
Midlife Crisis 9, 16
Mineralstoffe 112 f.
Musik 37, 84, 120
Nachbarschaft 153 f.
Neuropeptide 64
Neurovegetative Störungen 17

O/P/Q
Osteoporose 14, 21, 23 f., 29, 40, 117
Östrogen 11 f., 19, 23
Partnerschaft 9, 140 ff.
Partnerschafts-TÜV 142 f.
Perimenopause 13, 15, 16
Persönliche Standortbestimmung 51
Persönlicher Lebensteppich 52
Phytoöstrogene 38
Plus-Minus-Analyse 56
Pore Breathing 109
Postmenopause 13, 15
Power-Napping 120
Progesteron 11
Psychoneuroimmunologie (PNI) 64
Pubertät 46, 48
Qi Gong 38
Querdenken 127

R/S/T
Resilienz 90 ff.
Schlaflosigkeit 39
Schlafstörungen 39
Selfness 121
Sexualität 15, 37, 78, 144 f.
Single-Dasein 145 f.
SMART-Prinzip 59 ff.
Soziales Engagement 156
Sport 115 ff.
Stimmungsschwankungen 20
Stresshormone 81, 115
Tiefenentspannung 42

U/V/W
Überzeugungen 69 ff.
Vergebung 86 f.
Vitamine 112 f.
Wechseljahresbeschwerden 14, 16 f., 20
Wellness 120, 139
Wohnprojekte 154 f.

Y/Z
Yoga 42
Zen-Meditation 42
Zielbewusstsein stärken 61
Zwiebel-Prinzip 36

159

Impressum

© 2006 GRÄFE UND UNZER VERLAG GmbH, München.
Alle Rechte vorbehalten. Nachdruck, auch auszugsweise, sowie Verbreitung durch Film, Funk, Fernsehen und Internet, durch fotomechanische Wiedergabe, Tonträger und Datenverarbeitungssysteme jeder Art nur mit schriftlicher Genehmigung des Verlages.

Redaktionsleitung
Ulrich Ehrlenspiel
Redaktion
Ina Raki
Lektorat
Petra Bachmann, München

Umschlaggestaltung
independent Medien-Design, München, Ngoc Le-Tümmers, Claudia Hautkappe
Innenlayout
independent Medien-Design, München, Claudia Fillmann

Herstellung
Susanne Mühldorfer
Satz
Uhl + Massopust, Aalen
Repro
Fotolito Longo, Bozen
Druck & Bindung
Druckhaus Kaufmann, Lahr

Umwelthinweis
Dieses Buch wurde auf chlorfrei gebleichtem Papier gedruckt. Um Rohstoffe zu sparen, haben wir auf Folienverpackung verzichtet.

ISBN 978-3-8338-0271-3

2. Auflage 2007

Wichtige Hinweise
Die Beiträge in diesem Buch sind sorgfältig recherchiert und entsprechen dem aktuellen Stand. Dennoch können nur Sie selbst entscheiden, ob die Vorschläge für Sie anwendbar und sinnvoll sind. Weder Autorin noch Verlag können für eventuelle Nachteile oder Schäden, die aus den im Buch gegebenen praktischen Hinweisen resultieren, eine Haftung übernehmen.

Danksagung
Mein besonderer Dank für Anregungen, Kritik und tatkräftige Unterstützung geht an Jutta Rath, Tanja Hilpert und an meine Tochter Ariadne Engelbrecht. Meinen Seminarteilnehmerinnen danke ich für ihre wertvollen Tipps und Praxisbeispiele.

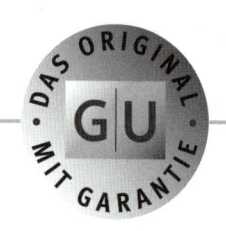

Das Original mit Garantie
Ihre Meinung ist uns wichtig.
Deshalb möchten wir Ihre Kritik, gerne aber auch Ihr Lob erfahren. Um als führender Ratgeberverlag für Sie noch besser zu werden. Darum: Schreiben Sie uns! Wir freuen uns auf Ihre Post und wünschen Ihnen viel Spaß mit Ihrem GU-Ratgeber.

Unsere Garantie: Sollte ein GU-Ratgeber einmal einen Fehler enthalten, schicken Sie uns das Buch mit einem kleinen Hinweis und der Quittung innerhalb von sechs Monaten nach dem Kauf zurück. Wir tauschen Ihnen den GU-Ratgeber gegen einen anderen zum gleichen oder zu einem ähnlichen Thema um.

GRÄFE UND UNZER VERLAG
Redaktion Partnerschaft & Familie
Postfach 86 03 25
81630 München
Fax: 089/41981-113
E-Mail: leserservice@graefe-und-unzer.de

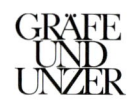

GRÄFE UND UNZER

Ein Unternehmen der
GANSKE VERLAGSGRUPPE